難聴・耳鳴り・めまいを改善！

# 耳は「首押し」で9割ラクになる！

一掌堂治療院院長
「突発性難聴ハリ治療ネットワーク」代表
藤井徳治

河出書房新社

まずは
チェック!

# もしかしたら難聴?
# または難聴の前ぶれかも?

- □ 耳や頭の中で雑音がする
- □ 耳が詰まった感じがする
- □ 食器のぶつかる音、子どもの泣き声、
  電車の音などが妙に響いて気になる
- □ 自分の声が頭の中に響く
- □ 大勢で集まって話をするとき、
  途中から会話がわからなくなることがある
- □ 最近、よく人の話を聞き返す
- □ テレビのボリュームが大きいと言われる
- □ 歩いているとき、なんとなくフワフワする
- □ まっすぐな道を歩いていると、
  片側に寄ってしまうことが多い
- □ パソコンやスマホ操作を行うと、
  気持ち悪くなったり、目が回りそうになる

**ひとつでも当てはまったら要注意!**

「難聴」もしくは「難聴の前駆症状」かもしれません。
お早目に耳鼻咽喉科か鍼灸院を受診しましょう。

# 難聴は、いろいろな症状が併発しやすい！

耳は、聞こえ以外にも、平衡感覚や外気圧と体内の圧力調整など、さまざまな役割を担っています。そのため、耳が不調になると、以下の症状も併発しやすい特徴があります。

## 耳閉感

耳が詰まったような、スッキリしない感覚です。鼓膜の内側（中耳）と外側（外耳道《がいじどう》）の圧力を調整する「耳管」が上手く働かないときも起こります。ダイビング、登山、飛行機や新幹線に乗るときなど、外圧が急激に変化する環境では特に注意が必要です。

## 耳鳴り

「ジー」「キーン」「ザー」「ピー」などの雑音が、耳や頭の中で起こる状態です。内耳《ないじ》の感覚細胞に障害が起こると、外から音が入っていないにもかかわらず、電気信号が発せられます。それを脳が音として感じるために起こる現象と言われています。

## めまい

めまいを伴う耳の病気の代表が「メニエール病」です。何らかの原因によって、内耳のリンパ液が滞り、激しい回転性のめまいが起こります。内耳の循環を良くする治療とともに、生活習慣やワークライフバランスなどを見直すことが大切です。

## 響き

聴覚補充現象（リクルートメント現象）とも呼ばれています。ある音域の音が大きく感じますが、聞き取りの精度は低下したままなので、会話に支障が生じます。症状がひどい場合は、耳栓、ノイズキャンセリングヘッドホンなどで対策します。

# 難聴は、早期の治療であるほど健常化しやすい！

当院には、難聴の方がたくさん来院されます。難聴は、早期であるほど健常化（完治のこと）しやすい病気です。しかし、難聴の前駆症状（前ぶれ）の段階で来院される方が圧倒的に少ないのが現状です。

## 治療成績

**難聴、耳の不調の健常化例　2976例**

**そのうち、難聴の前駆症状は　265例**

| | |
|---|---|
| 突発性難聴 | 1628例 |
| 急性低音障害型感音難聴 | 576例 |
| メニエール病 | 165例 |
| 後遺症（耳閉感、めまい、響きなど） | 140例 |
| 後遺症（耳鳴り） | 108例 |
| 中耳炎・内耳炎の難聴 | 32例 |
| 急性音響性外傷 | 28例 |
| 耳管機能不全症 | 7例 |
| ステロイド依存性感音難聴 | 6例 |
| 機能性難聴（心因性難聴） | 6例 |
| 加齢性難聴（老人性難聴） | 4例 |
| 遅発性内リンパ水腫 | 4例 |
| 外リンパ瘻 | 2例 |
| ウィルス性難聴 | 2例 |
| 手術後の難聴 | 1例 |
| 免疫異常に関連する難聴 | 1例 |
| 聴神経腫瘍の難聴 | 1例 |

「突発性難聴ハリ治療ネットワーク」2019年2月現在のデータです。

患者さんの声1

## 「V字筋ケア」で〝聞こえ〟が戻った！

(会社員・54歳 N・Tさん)

ある日突然、右耳の中に水が入って詰まっているような感覚があり、音がまったく聞こえなくなりました。翌日、耳鼻科を受診すると、やはり耳は聞こえていない状態でした。1週間入院しての点滴治療をすすめられたのですが、仕事や家族の都合もあり断念。通院しながら様子を見ることになったのですが、「このまま治らなかったらどうしよう」という不安が募っていました。インターネットで調べたところ、藤井先生の治療院を見つけました。さっそく来院したところ、難聴はストレスで発症することが多いと聞いて納得しました。ちょうどこの頃、仕事と介護の両立や職場の人間関係、子どもの受験などで疲れがたまっていたからです。また、治療中は「耳が冷えているね」と指摘されました。首の筋肉がこって、血行が悪くなっていたようです。そこで、自宅でもケアできるように、首をもみほぐす「V字筋ケア」を教えていただきました。早く治りたい一心で一日に何度も行ったところ、なんと約3週間で完全に回復！うれしい驚きでした。現在も予防のために、毎日行っています。

※「V字筋ケア」に関しては56ページから詳しくご紹介しています。

患者さんの声２

## 毎日2ℓの水飲みで、耳がスッキリ！

(主婦・60歳　S・Sさん)

私が突発性難聴を発症したのは、娘の結婚と夫の定年退職が重なり、生活環境が大きく変化したときでした。知らず知らずのうちにストレスを感じていたのでしょう。耳の詰まりや低音の耳鳴りが起こるようになり、聞こえが著《いちじる》しく悪化しました。病院で検査したところ、突発性難聴と診断され、投薬による治療を受けましたが、ほとんど変化はありませんでした。途方に暮れていたところ、藤井先生の治療院を知ったのです。そこで教えていただいたのが「水飲み療法」です。毎日、大量の水を飲めば耳の中の流れが促され、症状の回復につながるとのことでした。そこで私は、先生の言葉を信じ、毎食の前と後にコップ１杯（約２００㎖）の水を飲むようにしました。さらに、食事と食事の間にも積極的に水を飲むように心がけました。合計２ℓは飲んでいたと思います。また、ウォーキングもはじめました。すると、徐々にですが、耳の詰まりが軽くなってきたのです。聞こえの良さも実感し、試しに病院で検査したところ、聴力が正常に戻っていてビックリ！　低音の耳鳴りもいつしか感じなくなりました。

※「水飲み療法」に関しては62ページから詳しくご紹介しています。

# はじめに

みなさん、こんにちは。藤井徳治《ふじいとくじ》です。私は鍼灸師《しんきゅうし》としておもに難聴の治療を行っています。

また、私自身は両耳とも聞こえません。

難聴患者として40年を超える患者歴を持つ重度障害者です。

私の難聴は、内耳《ないじ》や聴神経といった音を判別する器官に問題がある「感音《かんおん》性難聴」というものです。

発症したのは20代終わりのころで、当時、私は大手企業で営業をしていました。

高度成長の時代でしたから仕事も同僚たちとの付き合いも忙しく、帰宅が午前様になることもありました。深酒をすると耳が詰まるような感覚はありましたが、次の日には症状が治まっていたので気にとめることはありませんでした。

しかし、少しずつ聞こえが悪くなり、ある日、病院で原因不明の感音性難聴と診断されたのです。「感音性難聴は治らない」とされる時代、積極的な治療はありませんでした。

それからは、西洋・東洋問わずあらゆる治療法を試し、チャンスがあれば名医を訪ね歩きました。しかし、それでも治りませんでした。

そんななか、ご自身も難聴でありながら鍼灸師をされている恩師と出会い、導かれるように、サラリーマンから鍼灸師に転身したのです。

そして、東京・新橋で「一掌堂《いっしょうどう》 治療院」を開業して丸35年を迎えました。現在、来院される患者さんのほとんどは、難聴を抱えているかたです。

私自身、「鍼灸で自分の難聴を治したい」という思い入れは開業当初からありました。でも、当時は「感音性難聴は治らない」が常識。

実際に、感音性難聴のなかの大部分を占める「突発性難聴」が治った、という最初の患者さんは、開業してから実に10年以上経ってからです。

その患者さんのことは、今でもよく覚えています。

発症してから一週間が経って来院された方で、1カ月ぐらい毎日通院して完全に治られたのです。治療した私自身が「これは、たまたま治ったのかしら」と、驚いたぐらいでした。

しばらくしたら、また別の突発性難聴の患者さんが来院されて治りました。発症2カ月の方でしたが、このときに「あ、治るかもしれない」という手ごたえを感じたのです。

そうやって難聴の患者さんが少しずつ増え、治療を重ねるにつれて、これまで決して治らないとされてきた感音性難聴のなかにも「治る難聴がある」という確信に変わっていきました。そして、難聴に特化した治療法の模索が始まったのです。

「自分の耳は発症してから時間がずいぶん経ってしまったから治る見込みはないけ

れど、患者さんの耳は少しでも良くなってほしい」という思いもありました。

**2019年2月現在、突発性難聴をはじめ、耳の疾患の健常化（完治のこと）例は2976例にのぼっています**が「もっと良い治療法はないか」と研究する日々です。

また、難聴の患者さんを一人でも減らしたい、との思いで『突発性難聴ハリ治療ネットワーク』を立ち上げました。一掌堂治療院と同じ治療を行うことを約束して実行してくださっている治療院が、国内に15カ所、海外に3カ所あります。遠方にお住まいでなかなか治療院まで足を運べない、という方にご紹介しています。

さて、35年の治療を通じていくつか見えてきたことがあります。

最近の傾向としては、加齢に伴う難聴に加え、働き盛りの世代の難聴が増えてきている、ということ。

また、治療院に来られる患者さんの主訴《しゅそ》（一番気になること）は、難聴ではなく耳鳴りであること。ここ数年は、めまいを主訴とする患者さんも増えていること。これは、日常的なパソコンやスマホの使用と関係がありそうです。

切実に感じるのは、耳鳴りやめまいが慢性化している方にとっては、**その辛さを他の人にわかってもらえないことが一番辛い、**ということです。

「耳鳴りや難聴よりも不安のほうがお辛いですね、私も耳が聞こえないので良くわかります」

とお話しすると、ぽろぽろと涙を流される方もいらっしゃいます。

治療にあたり、難聴者でもある私が心がけていることは、患者さんの立場に立ってお困りの症状に対して理解を深め、その原因を一緒に考えることです。

元来、私たち鍼灸師は「**病気を診ず病人を診る**」ということを大切にしています。

患者さんの気持ちに寄り添って、

「なぜ耳鳴りが始まったのだろう？　なぜ難聴になってしまったのだろう？」

と考えます。

耳そのものに原因があるのか、身体全体に原因があるのか、心が疲れているのか、さまざまな原因を探るのです。

ライブなどで非常に大きい音を聞いたためになった難聴、海に潜ったことで水圧のためになった難聴、風邪からくる中耳炎《ちゅうじえん》でなった難聴などは、耳そのものに原因があります。

いっぽうで、**過労やストレスによって心身が疲れ果てた「結果」として難聴が現れる**ケースもあります。

そして**大きな不安を抱えて治療院を訪ねてこられる患者さんの大部分は、圧倒的に後者**なのです。

**人にはそれぞれの生活があり、仕事があり、そして人生があります。**

一人ひとりの患者さんと向き合い、いま起こっていることがそれぞれの患者さんの人生にとってどういう意味を持つのかを一緒に考えていくことこそが私の仕事である、と思っています。

耳の聞こえない私のために筆記通訳をしてくれる治療院のスタッフの文字を通して、私は患者さんの声を聞き取ります。それは本当に切実で、治療をしながら胸が痛むこともしばしばです。

この本では、実際に治療院で行っている、自力で難聴を改善するさまざまな方法を紹介しています。

少しでも、みなさんのお役に立つことになれば、本当に幸せです。

2019年3月吉日　藤井徳治

# 耳は「首押し」で9割ラクになる！　目次

# 第1章

## その症状、難聴のサインかも？
# 「耳がヘン」と感じたら

# 第2章

# 驚異の自力ケア法

「難聴」「耳の不調」がたちまち改善！

## 第3章

「耳鳴り」「耳閉感」「めまい」「響き」

# 気になる症状の自力ケア法

# 第1章

## その症状、難聴のサインかも?

# 「耳がヘン」と感じたら

難聴は、早期・軽度治療であれば治りやすい病気です。
しっかり意識して「耳の健康」に努めましょう。

# その症状、難聴の前ぶれかも？

さて、みなさん。3ページの「もしかしたら難聴？」チェックはされましたか？まだの方は、今すぐチェックしましょう。項目にひとつでも当てはまることがあれば、難聴もしくは難聴の予備軍かもしれません。お早目に病院か鍼灸院を受診することをおすすめします。

なぜなら、**難聴の治療は早ければ早いほど治りやすい**からです。

実際、私の治療院でも難聴発症後の日数が少ないほど治療成績が良いのです。

もっと言うと、難聴が発症する前の段階――当院では「前駆《ぜんく》症状」とお伝えしているのですが、その段階で治療するのがベストです。いわゆる「早期発見、早期治療」というものです。

では、「前駆症状」とは一体、どんな症状なのでしょうか？

①耳がふさがったような、詰まった感じがする（耳閉《じへい》感）
②「ピー」「ジー」などの雑音が聞こえるときがある（耳鳴り）
③音が響いて不快なときがある
④聞き取りづらい、聞き返しが多くなった
⑤聞こえ方に違和感がある
（左右の耳で聞こえ方が違う、音のズレを感じる、など）
⑥耳そのものに違和感がある
（耳の奥がツンとする、何かスッキリしない、など）
⑦めまいがする、なんとなくふわふわする、心もとない

これらはすべて前駆症状の例です。

いずれも、**「あれ？　なんとなくヘンかも？」という程度の緩《ゆる》やかな症状で、症状が出ても次の日に治《おさ》まったりします。**

また、聞こえについては、大きな音は聞こえて小さな音は聞こえにくくなる、というふうに一律にくくられるものではありません。たとえば、

「同じ音量でも、低い音と高い音で聞き取りやすさが違う」

「静かな場所であれば支障なく会話ができるけれど、レストランや人が集まるところでは聞きづらくなる」

など、環境や音の質によって変わってきたりします。そのため、**「気のせいかもしれない」「しばらく様子を見よう」と、そのまま放置する場合が非常に多い**のです。

「はじめに」にも書きましたが、私自身、難聴になる前にこういった前駆症状がありました。

最初に感じたのは、耳の詰まりでした。でも、次の日になると治っていたので、

そんなに気にしていませんでした。しかしそのうち、耳鳴りが出始めて、低い音から聞きづらくなったのです。電話に出たりすると端的《たんてき》に違いを感じました。子どもや女性の高い声は良いのですが、男性の声、特にくぐもった低い声の方は聞き取るのに苦労しました。

「これは絶対にヘンだ」と思い、ようやく病院に行きましたが「原因不明の難聴で治らない」と言われ、積極的な治療もなかったのです。

今思えば、最初の「あれ?」というときに病院や鍼灸院に行ったり、仕事量をセーブして生活改善を試みたりすれば、ひょっとしたら現在とはまた違う人生だったかもしれません。

ですから、経験者である私からみなさんに声を大にしてお伝えしたいのです。

**「あれ?　耳がヘンかも」と思ったときこそ、病院や治療院に行くべきタイミング**です。難聴になってしまってから治療を受ける場合とは、回復にかかる時間も、心身の負担も、経済的な負担も、雲泥《うんでい》の差なのですから。

# どんな人でも難聴になる可能性がある

難聴という病気は、周りに伝わりにくいです。

激痛で苦しそうにしているわけでもないし、顔色が青白くなって、やせ細っていくわけでもない。包帯をぐるぐると巻いているわけでもない。見た目はいたって健康体なのですから。

だからこそ、周囲の人と上手くコミュニケーションがとれなかったり、思いがけないトラブルが発生したり、気持ちをなかなか分かち合えなかったりする。

患者さんのなかには、耳そのものの不便さというよりは、周りと上手くコミュニケーションがとれないことが辛い、心が辛い、という方もいらっしゃいます。

つまり、**難聴は「孤立感」を抱きやすい病気**なのです。

仕事をしていたら尚更です。

いちいち聞き返していたら「もう、いいや」と相手にされなくなることも多々あります。

私自身、サラリーマン時代の実体験があるからこそ、難聴による人間関係のもどかしさは痛いほどわかるのです。

ですから、当院にはじめて来られた患者さんは「自分と同じように難聴を抱えている方が、こんなにいらっしゃるのですか？」などと驚かれたり、「自分だけじゃない。頑張って治療に専念しよう」と、しぼみかけた心の励みにされる方もいらっしゃいます。

私の治療院に来られた方には、

「ここでは、何回聞き返しても良いのですよ。よくわからないのにわかったように相槌《あいづち》を打ったりしなくて良いのですよ。よくわからない場合は遠慮なく言ってください。筆談でのお話しもできます」
とお伝えしています。

さて、ここで、はっきりとお伝えしたいことがあります。それは、**難聴は決してめずらしい病気ではない**、ということです。

数字的なお話をしましょう。

みなさんは、全国に難聴の方はどれくらいいらっしゃると思いますか？

平成18年度・厚生労働省『身体障害児・者実態調査結果』で明らかになっている両耳の聴覚障害者数は、18歳以上で27万6000人、18歳未満で1万5800人と推計されています。これは、およそ1000人のうち2〜3人が高度難聴とされる数です。

ただし、この数字は、あくまでも両耳の難聴で身体障害者手帳を取得した人と、「身体障害者福祉法」に該当する人を対象にした調査結果です。片耳の難聴や加齢による「加齢性難聴」は対象外となっています。また、聞こえづらさの判断は本人には難しいため、ご自身が聴力の低さに気づかずに手帳を取得していない方もいらっしゃるでしょう。

これらを総合して考えると、実際にはもっと多くの方が難聴に悩んでいることが想像できます。しかし、**残念ながら、耳に対する健康の意識はまだまだ浸透していない**印象があります。

前駆症状の段階で早期発見・早期治療できれば、難聴の手前で食い止められる可能性がかなり高くなります。

当院の場合、ほとんどの方が聴力健常化、少なくとも現状維持です。増悪（症状などがさらに悪化すること）したという話はまず耳にしておりません。ところが、**前駆症状で来院される方の割合は非常に少なく、当院では全体の約9％に過ぎません。**これは非常にもったいないことです。

# 難聴は、自分を見つめ直す最高のチャンス！

ここで、難聴について、ちょっと違う角度から見てみましょう。

みなさんに質問です。

**「難聴は、すべて悪者なのでしょうか？」**

この質問で面食《めんく》らった方もいらっしゃるかもしれませんね。

難聴には、大きな音を聞いたり、ダイビングの水圧や中耳炎などで「耳そのものが悪くなった」というパターンと、「ストレスや過労などが原因で身体が疲れ、耳の働きが落ちた」というパターンの大きく2つのタイプがあります。

そして、現代人に増え続けているのが後者のタイプ。現在、来院されている患者さんの大部分はこちらに当てはまります。

私自身、これまで多くの患者さんと接してきたなかで、ひょっとすると難聴は、**「気をつけないと、肝臓や胃腸などの大切な臓器が不調になる前触れかも知れませんよ。無理をしないように」という神様のありがたい警告**かもしれないな、と感じることがあるのです。

当たり前のことですが、私たちの首から下には口がありませんね。ですから、たとえ内臓や精神がストレスなどで疲労困憊《こんぱい》していても、「疲れたよ」「ちょっと休んだほうがいいよ」「これ以上、無理を重ねると大変なことになるよ」とは声に出してお知らせできません。

私には、耳が代表して、これらの身体の声なきＳＯＳをお知らせしてくれているように感じるときがあるのです。

加湿器を例にお話ししましょう。

フィルターの交換が必要なとき、「ピー、ピー」とお知らせブザーが鳴りますね。しかし、いくらボタンを押してブザーを止めても、フィルター自体を交換しないと、しばらくしてから再び鳴り始めてしまいます。

ストレスや過労が原因の難聴も同じです。

いくら耳だけを治療しても、原因となる過労やストレスそのものの対策も並行して行わない限り、一時的に良くなってもまたぶり返してしまうでしょう。

**このように考えると、難聴という病気は、自分自身の在《あ》り方を見つめなおすことができる、神様からのアドバイスという捉え方もできます。**

この本をお読みになっているみなさんのなかで思い当たる節がある方は、ぜひご自身を見つめ直してみてください。


実際に、難聴をきっかけに転職や生活習慣の見直しなど、人生の立て直しをはかる方もたくさんお見かけします。なかには、前職を辞めて鍼灸師の道を歩み始めた患者さんもいらっしゃいます。

まさに、難聴がきっかけで、人生が180度変わった例でしょう。

# 「難聴」のレベルにも個人差がある

ひとくちに「難聴」といっても、その人によって千差万別です。

ささやき声が聞き取りづらい軽度のものから、車のクラクションが聞こえない重度のものまであります。

また、後で詳しく触れますが、音そのものが聞こえないのか、音は聞こえるけれど言葉が聞き取れないのかの「聞こえの判別」も重要な鍵となります。

まず、難聴の分類についてご説明しましょう。

難聴には、「音の強さ、大きさ」に対して、どれだけ聞き取りができるかの指標があります。単位はdB（デシベル）を使います。

大きく「正常範囲」「軽度難聴」「中等度難聴」「高度難聴」「重度難聴」の5つの

レベルに分類されます。

**【難聴の分類】**

**◆正常範囲……20dB未満**

20dB未満が正常範囲とされています。

病院によっては20〜30dBを正常範囲とみなすところもあるようです。

**◆軽度難聴……20〜40dB未満**

少し聞こえが悪い、ささやき声が聞き取りづらい状態です。

1対1の対面での会話は通常通りできるのですが、離れた場所から呼ばれたり、騒がしい中での会話や複数の方との雑談などで聞き取りづらさを感じることがあります。

聞こえの目安：木のそよぎ・置時計の秒針（20dB）、ささやき声（30dB）

◆中等度難聴……40〜70dB未満

普通の大きさでの会話が聞き取りづらい、大きな声ならば聞こえる状態です。

このあたりから、対面での会話や電話でも聞き取りにくくなり、聞き返しが増えてきます。玄関のチャイム音や、マスクを着けた人の言葉がハッキリしなくなったり、3人以上のグループでの会話が、とても聞きづらくなります。

聞こえの目安：小雨の音（40dB）、日常会話（60dB）

◆高度難聴……70〜90dB未満

非常に大きい声か、補聴器を装用しないと会話が聞こえない。聞こえても聞き取りに限界がある状態です。

治療はもちろん、補聴器などで聞こえを補《おぎな》うことも大切になってきます。

聞こえの目安：掃除機・ヘアドライヤー（70dB）、電車の車内（80dB）

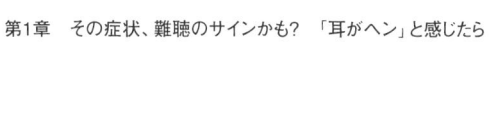

## ◆重度難聴……低音部90dB以上、中音部・高音部110dB以上

聴力検査で1回もボタンを押さない「スケールアウト」、もしくはそれに近い状態です。スケールアウトは失聴もしくは聾《ろう》とも言われます。

耳の良い人にはうるさいと感じる自動車のクラクションでも、気づかないことがあります。ご自身の安全を守るためにも、補聴器が必須となります。ただし、100dB以上ぐらいになると補聴器が無効になる場合があります。その場合、筆談や手話など、耳以外のコミュニケーション法で補《おぎな》います。

聞こえの目安：犬の鳴き声・カラオケ（90dB）、電車が通るときのガード下（100dB）、自動車のクラクション（110dB）、ジェット機の通過音（120dB）

このように、難聴にはかなりの個人差があります。

# 聴力とは、音の「強さ」と「高さ」で決まる

難聴を理解するうえで、前述した「音の強さ・大きさ」に対する聞き取りのほかに、もうひとつ、大切な指標があります。それが「周波数」です。

周波数とは、簡単に言うと「音階」、つまり音の高さのことを示します。単位はHz（ヘルツ）で表されます。周波数が高いほど高音、低いほど低音になります。

たとえば、車やエアコンなどの生活環境音は、低周波つまり低音の音階で250Hzとされています。電子音では、時報の「プッ、プッ、プッ」という音は低音の音階で500Hz、「ピー」という音は中間の音階で1000Hz、携帯電話の呼び出し音などは高音の4000Hzとされています。

ちなみに、男性の低い声は500～1000Hz、女性や子どもの高い声は100

0〜20000Hzの範囲になります。

この500〜2000Hzが、日常会話でよく使う領域となります。極端な話、この領域さえ正常値まで回復できれば、日常のコミュニケーションで感じる不便さは格段に解消されるでしょう。逆に、いくら他の領域の聴力が良くても、日常会話の領域に難聴があれば不便さを感じやすくなります。

また、ある一部の周波数だけ極端に聞き取りづらい、低音部だけ聞き取りづらい、全部の音階が聞き取れない、など、その人によって難聴のタイプも千差万別です。たとえば、聴力レベルがまったく同じでも、低い音を拾う力が極端に落ちている方は「食器をカチャカチャと鳴らすときの高い音がやたらに響くのです」とおっしゃいます。

このように、**一概に「大きな音は聞こえるけれど、小さな音は聞こえない」と単純にくくれない**のです。

さらに、**難聴を引き起こす病気は、「耳鳴り・耳閉感（耳が詰まった感じ）・めま**

**い・響き」などの複数の症状を伴うことがほとんど**です。

そのため、これらの諸症状にとまどい、「自分の耳に何が起こっているのか不安です」と訴える患者さんも少なくありません。

そこが、難聴治療が一筋縄ではいかないところでもあります。

たとえ聴力が回復しても、後遺症として耳鳴りが残るケースも決してめずらしくありません。この場合、当院では「聞こえ」から「耳鳴り」に特化した治療法に切り替えたりします。


では、なぜ「聞こえ」にこれらの症状が絡んでくるのでしょうか？

そこには、私たちの耳が、いかに微細で高性能な役割を担ってくれているのか、その仕組みを知ると理解できます。

さっそく、「聞こえのメカニズム」について説明しましょう。

# そもそも「聞こえる」ってどういうこと？

## ●音を集めて、鼓膜に振動を送る「外耳」

私たちの耳は、大きく「外耳《がいじ》」「中耳《ちゅうじ》」「内耳《ないじ》」の3つで構成されています。

まず、「外耳」について触れましょう。

外耳は、「耳介《じかい》（耳たぶ）」と「外耳道《がいじどう》（耳の穴）」の2つで構成されます。おもな役割は、外の音を集めることです。

耳介で集められた音は、外耳道を通って、突き当たりにある「鼓膜」まで伝わっていきます。とはいえ、この段階では、音はまだ空気の振動に過ぎません。

## 鼓膜の振動を増幅して、内耳に送る「中耳」

外耳から続く中耳は、「鼓膜」と、その奥にある「鼓室《こしつ》」という空間で成り立っています。

鼓室にはツチ骨・キヌタ骨・アブミ骨という3つの小さな骨が並んでおさまっており、人体の中で一番小さく、これら3つの骨をまとめて「耳小骨《じしょうこつ》」とも呼びます。鼓膜にはツチ骨の一端が、内耳にはアブミ骨の一端がくっついており、鼓膜から伝わった振動を内耳へと伝えていきます。このとき、音は30倍以上に増幅されます。

なお、鼓室の中には、耳小骨が振動を伝えやすいように空気が入っています。この空気は、「耳管《じかん》」という咽頭《いんとう》につながる管を通じて圧力（空気圧）の調整がはかられているのですが、ここに問題があると、いわゆる「耳閉感（耳の詰まり）」が発生します。

## 「聞こえの仕組み」

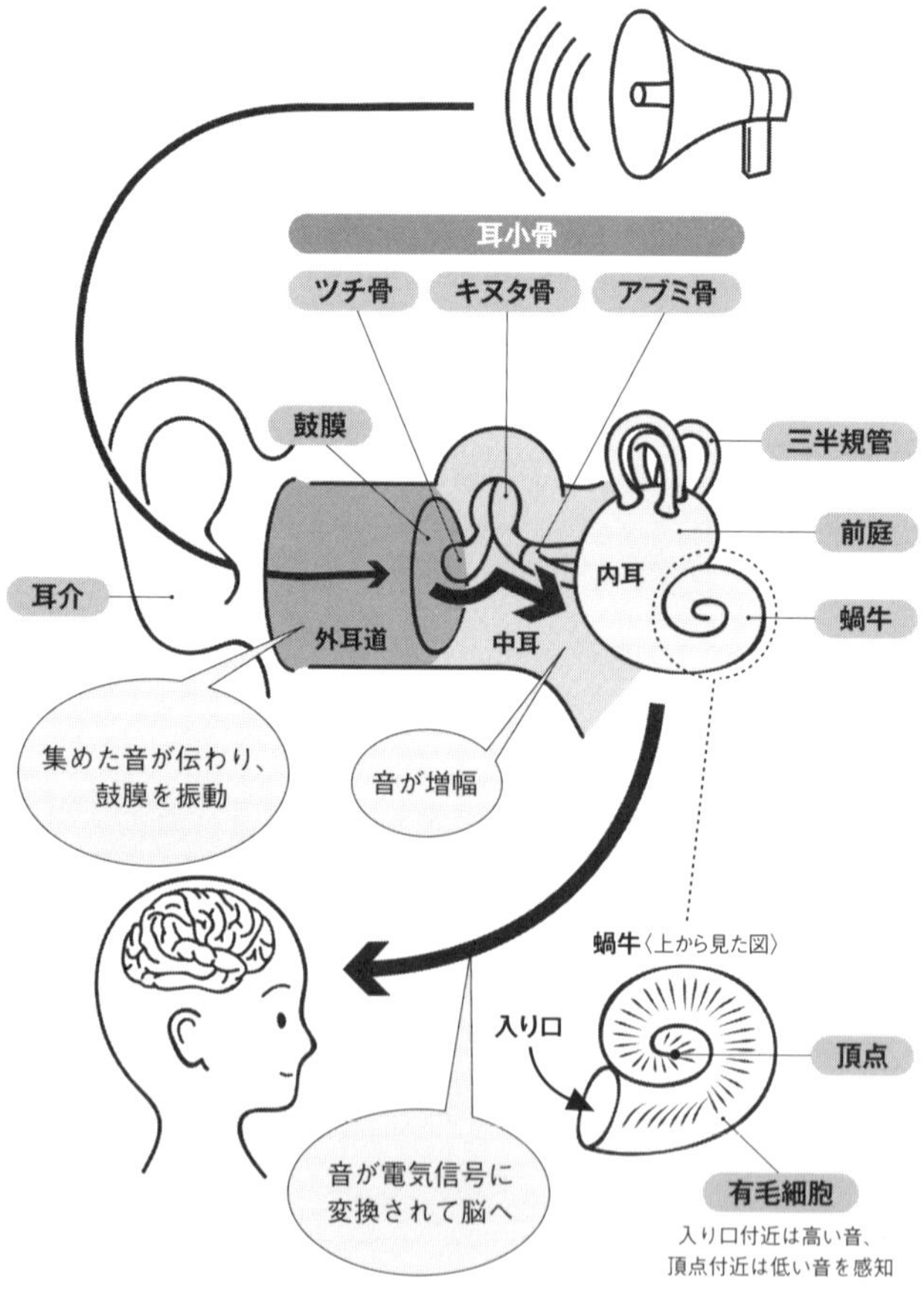

耳小骨
ツチ骨
キヌタ骨
アブミ骨
鼓膜
三半規管
前庭
内耳
耳介
蝸牛
外耳道
中耳
集めた音が伝わり、
鼓膜を振動
音が増幅
蝸牛〈上から見た図〉
入り口
頂点
有毛細胞
入り口付近は高い音、
頂点付近は低い音を感知
音が電気信号に
変換されて脳へ

## 振動を電気信号に変換して、脳神経に送る「内耳」

中耳に続くのが「内耳」です。

内耳には、「蝸牛《かぎゅう》」「三半規管《さんはんきかん》」「前庭《ぜんてい》」という器官があります。聞こえにかかわるのは、「蝸牛」という器官です。その他の「三半規管」と「前庭」は平衡感覚を担います。蝸牛は、その名の通り、かたつむりのような形をし、中にはリンパ液が充満していて、あたかも渦巻き状の水道管のようです。内側には、有毛《ゆうもう》細胞という感覚細胞が並び、それぞれ特定の高さの音に対応しています。

蝸牛の入り口付近の有毛細胞は高い音を、奥に進むにつれて低い音を感知します。

中耳の耳小骨から伝わった振動が蝸牛内部へ侵入すると、リンパ液を波打たせ、その波を有毛細胞が「揺れ」として感知し、電気信号に変換して蝸牛神経に伝えます。そして、蝸牛神経から大脳の聴覚野へと伝わり、情報処理されてはじめて、意味のある音や言葉として捉えることができるようになるのです。

このように、聞こえのメカニズムは、音を空気の振動として伝える外耳・中耳の「伝音系」と、空気の振動を電気信号に変換して音を感じる内耳・聴神経・脳までの「感音系」で成り立っています。

これらの伝達経路のどこかに異常が生じると、難聴が発生します。

また、内耳には、平衡感覚をつかさどる半規管や前庭があり、内耳にトラブルが起こるとめまいや耳鳴りも併発しやすいのは、これらの器官が同じ部屋におさまっているからです。

火事が起こると隣の家に飛び火しやすい、と言いますが、まさに似たような状況が起こるわけですね。

さて、難聴は「外耳」「中耳」「内耳」の障害部位によって、①伝音性難聴　②感音性難聴　③混合性難聴の3つに分類されます。次項目ではそれぞれについて解説しましょう。

# 難聴は障害の部位で分類される

## 音を伝える働きが障害される「伝音性難聴」

伝音性難聴は、外耳や中耳に何らかの原因でできた障害により、内耳に音が伝わりにくいことで起こる難聴です。

原因となるものは、先天性の奇形、気圧の変化や平手打ちなどによる鼓膜の損傷、耳垢《みみあか》などの小さな異物の詰まり、風邪や傷から侵入した細菌による炎症があります。

いずれにしろ、投薬や手術などの処置で治るケースがほとんどです。

## ◆伝音性難聴の例

中耳外耳奇形、鼓膜穿孔《せんこう》、耳垢の詰まり、外耳炎、中耳炎、耳硬化症など

## ●音を感じる機能が低下する「感音性難聴」

感音性難聴とは、内耳や聴神経の障害によって起こる難聴です。

原因となるものは、加齢、病気、騒音、薬、水圧などさまざまです。たとえば、加齢によるものには「加齢性難聴」、病気によるものは「突発性難聴」「急性低音障害型感音難聴」「メニエール病」、騒音によるものには「騒音性難聴」などがあります。

聞こえの特徴としては、①聞こえる音の範囲が狭くなる ②音がぼやける（鮮明度が落ちる） ③言葉の聞き違いが多くなる、の3つがあります。

### ◆感音性難聴の例

先天性難聴、内耳奇形、突発性難聴、急性低音障害型感音難聴、メニエール病、遅発性内リンパ水腫、急性音響性外傷、騒音性難聴、外リンパ瘻《ろう》、機能性難聴、若年発症型両側性感音難聴、聴神経腫瘍、小脳橋角部《きょうかくぶ》腫瘍、加齢性難聴、ステロイド依存性感音難聴など

## 伝音性と感音性の難聴が混合した「混合性難聴」

混合性難聴は、伝音性難聴と感音性難聴の両方の症状が見られる難聴です。代表される病気は中耳炎です。中耳の炎症なので伝音性難聴に分類されるのですが、時間が経つと内耳まで障害が広がり、感音性難聴が加わる場合があります。

なお、おもな症例は、巻末で解説しています。ぜひあわせてご覧ください。

## ご存じですか？
## 「音が聞こえる」と「言葉を聞き取る」の違い

患者さんのなかには「聴力は上がっていないのに、よく聞き取れるようになりました」とお話しされる方がいらっしゃれば、「音は入ってくるのだけど、相手が何を言っているのかよくわかりません」という方もいらっしゃいます。

これらは、いずれも**語音明瞭度の上下が関係している**と思われます。語音明瞭度とは、「音が聞こえる」聴力とは少し違います。たとえば「7（しち）時」と「1（いち）時」、「卵（たまご）」と「煙草（たばこ）」など、言葉を聞き取る指標で、検査もあります。

ある患者さんで、こんなことがありました。その方はパイロットだったのですが、耳を患ってしまいました。大勢の命を預かるパイロットとして働き続けるためには、厳しい「航空身体検査基準」をクリアしなければなりません。もちろん、聴力も検査に入っています。その方は、次の航空身体検査でなんとかクリアできるようにと、わざわざ遠方から新幹線で私の治療院まで熱心に通ってこられました。

私も根気よく治療していったのですが、ある聴力レベルからピタリと上がらなくなりました。そしてまたあるときから治療すると、聴力は上がっていないにもかかわらず、会話の聞き取りがどんどん良くなってきたのです。そして、検査は合格。その方のお話によると、語音明瞭度が上がったのではないか、という説明があったそうです。

このように、**たとえ聴力検査が思わしくなくても、鍼灸治療で語音明瞭度が上がり、言葉を聞き取りやすくなって職場に復帰できた、日常会話が以前よりスムーズになった、**という患者さんもいらっしゃいます。

では、当院の鍼灸治療について、次ページから具体的に説明しましょう。

# 2976例の難聴等を回復に導いてきた鍼灸治療とは

## どうして鍼灸が「効く」の?

自然界は、動物、植物を中心にした生態系によって一定に保たれています。

私たち人間も同じです。生態系のような仕組みが備《そな》わっていて、身体を一定の状態に保ってくれています。

たとえば、どんなに暑くても寒くても体温はだいたい一定ですね。ちょっと指先を切ってしまったときにも白血球や血小板などが働いて、いつの間にか治ってしまいます。この力を「免疫系」「自律神経系」「自然治癒力」「ホメオスターシス(恒常性維持機構）」などと呼びます。

鍼灸治療は、人間がもっているこうした力に働きかけて、さまざまな症状を取り除く治療法です。鍼灸を行うと、人体の白血球やさまざまなホルモンが増加して「自然治癒力」が高まることが確かめられていますが、西洋医学と鍼灸治療が違う点はまさにそこにあります。

たとえば、高血圧の人が降圧剤を飲むと血圧が下がります。低血圧の人が降圧剤を飲んでも同じように血圧が下がります。

でも、鍼灸治療では違うことが起こります。高血圧の人が鍼灸治療を受けると血圧が下がります。そして、低血圧の人が鍼灸治療を受けると今度は血圧が上がるのです。なぜでしょうか？

**それは、鍼灸治療は薬と違って血圧に直接働きかけるのではなく、「自然治癒力」に働きかけて血圧に影響を及ぼす**からです。

そのため、糖尿病や高血圧などで病院でのステロイド療法ができない方、妊婦さん、小さなお子さんからご高齢の方まで、幅広く対応できます。そういう意味では、鍼灸治療は人体にやさしく、一人ひとりのニーズにきちんと応えることのできる治療法と言えます。

## 基本の治療は、もみほぐしと鍼灸の2段構成

当院で治療を行う場合、いきなり鍼灸からはじめたりはしません。

まずは、①「胸鎖乳突筋《きょうさにゅうとつきん》を中心としたもみほぐし」で心地よくリラックスしていただき、その後に②「当院オリジナルのツボを使った鍼灸」を行います。

それぞれ、どんなふうに治療を行っているのか、説明しましょう。

### ①胸鎖乳突筋を中心としたもみほぐし

まずは調子のよくない耳を上にして横向きになっていただき、胸鎖乳突筋、頭、

耳周辺、肩、肩甲骨まわりまで、指で押してほぐしていきます。次に、仰向けになっていただき、胸鎖乳突筋、そして首の後ろの筋肉をさらにていねいにほぐします。

胸鎖乳突筋とは、左右の鎖骨の内側の端と、左右の耳の後ろにある骨の出っ張り（乳様突起）を結ぶ筋肉のこと。詳しいお話は第2章で述べさせていただきますが、**難聴のほとんどの患者さんは、この胸鎖乳突筋がこり固まっています。**

その他、初めて鍼灸を受ける患者さんが多いため、最初にもみほぐしを行うことで心身の緊張を解いていただく目的もあります。

**②当院オリジナルのツボを使った鍼灸**

もみほぐしが終わったら、元の横向きに戻り、いよいよ鍼灸を行います。

耳周りと首を中心に鍼を施《ほどこ》し、そのまま数分間お休みいただきます。

耳周辺のツボのうち2つは当院のオリジナルのものです。治療を重ねるうちに、突発性難聴をはじめとする難聴に効果的な2つの新しいツボを発見し、「突難1号」

「突難2号」と名付けました。詳しい位置は、70ページをご参照ください。

また、当院では腰の「腎兪《じんゆ》」「命門《めいもん》」にも施術します。これらは副腎皮質ホルモンの産生を促すと言われるツボです。つまり、自分の体内でステロイドホルモンを作る力を高めるというわけです。病院での難聴治療でも、ステロイドの点滴やお薬はよく処方されますよね。

なお、鍼の数やお休みいただく時間は、たくさんであるほど良いわけではありません。一人ひとり、ベストな鍼数、時間があります。それを見計らいながら、施術していきます。

## ●短い期間で効果大！「集中治療（集中漸減《ざんげん》療法）」とは

当院では、少ない治療回数で、高い治療効果を期待できる「集中治療（集中漸減療法）」を患者さんのご希望により施術しています。

これは、病院の「ステロイドパルス療法」にヒントを得て開発した、当院独自の治療法です。

ステロイドパルス療法とは、症状が重い、早急な対処が必要、内服では十分な効果が出ない、といった場合に、ステロイド剤を大量に注射する療法です。基本的に、1週間に3日間を1クール行います。大量にステロイド剤を使用している割には副作用がそれほど出ないとされており、上手くいけば全体として治療期間が短くなり、入院日数も少なく済み、その後のステロイド剤の服用量もある程度少なくできる療法です。

当院で行っている集中治療は、1日に複数回の鍼灸治療を行います。たとえば、1日目は4回連続、2日目は3回連続、3日目は2回連続、4日目は1回というふうに治療を行い、合計10回を1クールとします。

発症後3週間以内の症例では、治療回数の目安を1クール以内としています。1クール終わったら検査を受けていただき、その結果によってその後の治療方針を決めます。また、健常化した場合は、再発予防のための鍼灸プログラムに移行します。なお、発症後3週間以上の症例では2クールを、高度・重度の難聴の方は3クールを目安とする場合もあります。

従来の鍼灸治療の概念である「1日1回の治療」にとらわれない、思い切った治療法ですが、できるだけ早く、できるだけ少ない回数で耳疾患の健常化を目指すものです。**実際に、集中治療を始めてからは、治療成績がグンと上がっています。**現在、健常化された患者さんのほとんどが、集中治療を受けられています。

とはいえ、「まずは1回受けて様子を見たい」という方もいらっしゃるでしょう。もちろん、ご希望に沿って1日1回の治療もできますので、まずはご相談ください。

# 第2章

## 「難聴」「耳の不調」がたちまち改善！
# 驚異の自力ケア法

「聞こえが良くなった」「耳鳴りが消えた」……など喜びの声が多数寄せられている、最強の自力ケア法をご紹介します。

# 治療にも劣らない！　最強の「V字筋ケア」

**●難聴の方は、首の筋肉が硬直している**

**当院で考案したセルフケア法のなかでも、治療に劣らない改善効果を発揮しているのが「V字筋ケア」です。**

「V字筋ケア」では、50ページでも触れた胸鎖乳突筋という首の筋肉を指で押してほぐします。

胸鎖乳突筋は、左右の鎖骨の内側の端と、左右の耳の後ろにある骨の出っ張り（乳様突起）を結ぶ筋肉。正面から見ると「V」の字に見えることから、当院では「V字筋」とも呼んでいます。おもに首を回転させたり、曲げたりするときに働きます。

私が胸鎖乳突筋に注目するようになったのは、難聴治療を行っていたときのこと。当初は、仰向けやうつ伏せの状態で治療を行っていたのですが、ある日、難聴の患者さんの首が妙に張っていることに気づいたのです。

通常、横向きになると、胸鎖乳突筋は沈んで見えません。ところが、難聴の患者さんは例外なく胸鎖乳突筋が極度に硬くなり、筋肉が浮き出ているのです。

胸鎖乳突筋の末端は、耳まで延びています。そのため、筋肉がこり固まると、あたかも首を絞めつけられているような恰好になります。柔道の絞め技をかけられているような状態と思ってください。そんな状態が続けば、ちょうどその上に位置する内耳への血行が阻害されてしまいます。

**内耳への血管は1本しか通っていません。そのため、胸鎖乳突筋が緊張していることが内耳への血液循環の障害をより一層、起こしやすくしていると言えます。**

たとえば、輪ゴムを指にはめたままでいると、指先が赤くなりますね。そのままにしておくと、うっ血して変色し、ズキンズキンと脈を打ってきます。これは、静脈血が停滞してむくみが起きている状態です。同じように、**胸鎖乳突筋が緊張して首を絞め続ける状態がずっと続けば、内耳、ひいては頭全体の血液やリンパの流れが滞《とどこお》ってしまう**ことが想像できると思います。

**●頭痛、不眠、うつ病、高血圧、肩こり、鼻炎、美容……あらゆる症状が改善！**

**胸鎖乳突筋をほぐす治療法に切り替えてから、2019年2月現在までに2976例もの難聴などの患者さんが健常化に至っています。**

また、難聴の方によく見られる症状として、頭痛、不眠、うつ病、高血圧、肩こり、冷え症、鼻炎などがあったのですが、それらも軽快することがよくありました。

なかには、**円形脱毛症、甲状腺疾患、不妊症などが改善した、顔のむくみがとれて**

**小顔になった、ほうれい線が薄くなった、**という思いがけなくもうれしい副産効果の声も多数いただいています。

私は、血液やリンパの流れはもちろん、脳の視床下部《ししょう》から各臓器へ送りだされるホルモンの指令系統もスムーズになったためではないか、と考えています。

ひょっとすると、**胸鎖乳突筋は「現代のストレス社会で、美容健康長寿のキーとなる筋肉」と言える**かもしれません。

## 今すぐ「V字筋ケア」をはじめよう!

当院では、胸鎖乳突筋へのアプローチは、鍼灸ともみほぐしで行っていますが、ご自身で行っていただく「V字筋ケア」でも十分な効果があります。首をねじったときに、反対側の首の側面に現れる筋肉が胸鎖乳突筋です。耳の下から鎖骨の内側まで延びています。最初に位置を確認し、始点となる乳様突起の後ろ側に親指の腹を置きましょう。仰向けになると、より行いやすいでしょう。

「V字筋ケア」のやり方は、とてもシンプル。まず、鼻から3秒かけて息を吸い、2秒間息を止めます。そして、口から10秒かけて静かに息を吐きながら、気持ちよさが感じられる程度にゆっくりと筋肉を押します。親指を胸鎖乳突筋の後ろ側に沿って少しずつ下げながら、鎖骨に向かって、同様に押していきましょう。それを左右の筋肉それぞれ、毎日1～3回行います。

**実は、胸鎖乳突筋には、完骨《かんこつ》、天牖《てんゆう》、天窓《てんそう》、天鼎《てんてい》、気舎《きしゃ》の5つのツボがだいたい均等に並んでいます。**「V字筋ケア」は、あくまでも筋肉がほぐれることで循環をよくすることが目的。そのため、厳密にこれらのツボを押さなければならない、というわけではありませんが、小さな筋肉にこれだけのツボが配置されていること自体が驚きです。昔の人も胸鎖乳突筋の重要さを認識していたのかもしれませんね。

**ただし、めまいのある方、めまいの不安のある方は、首を強く刺激するとかえって誘発する可能性があります。やさしくさするようにしてください。**

**難聴をはじめ、あらゆる不調に効く！**

## V字筋ケア

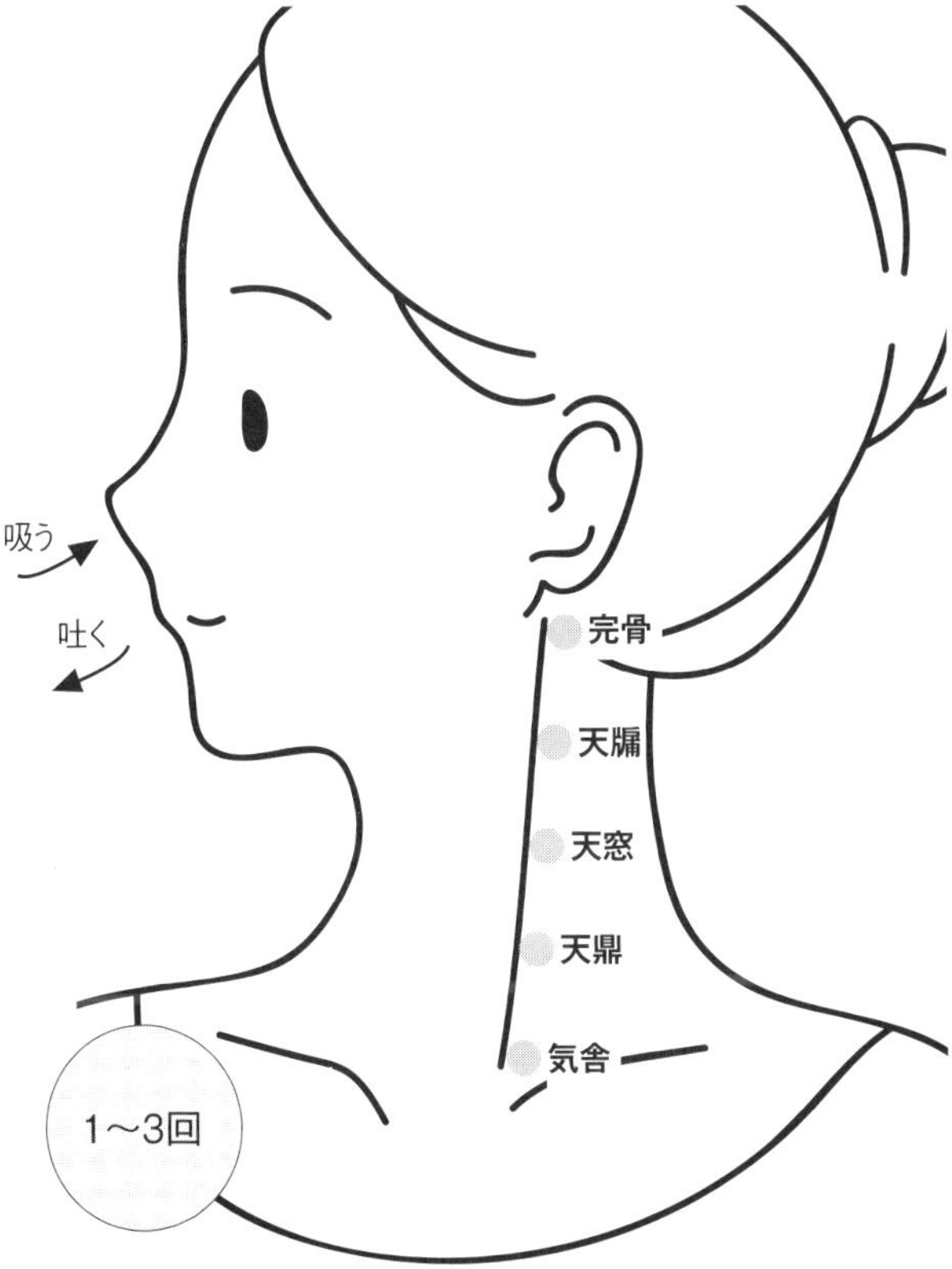


鼻から3秒かけて息を吸い、2秒間息を止めます。そして、口から10秒かけて静かに息を吐きながら、耳の下から鎖骨まで、胸鎖乳突筋の後ろ側をゆっくりと押していきます。1〜3回行います。めまいのある方は、やさしくさすります。

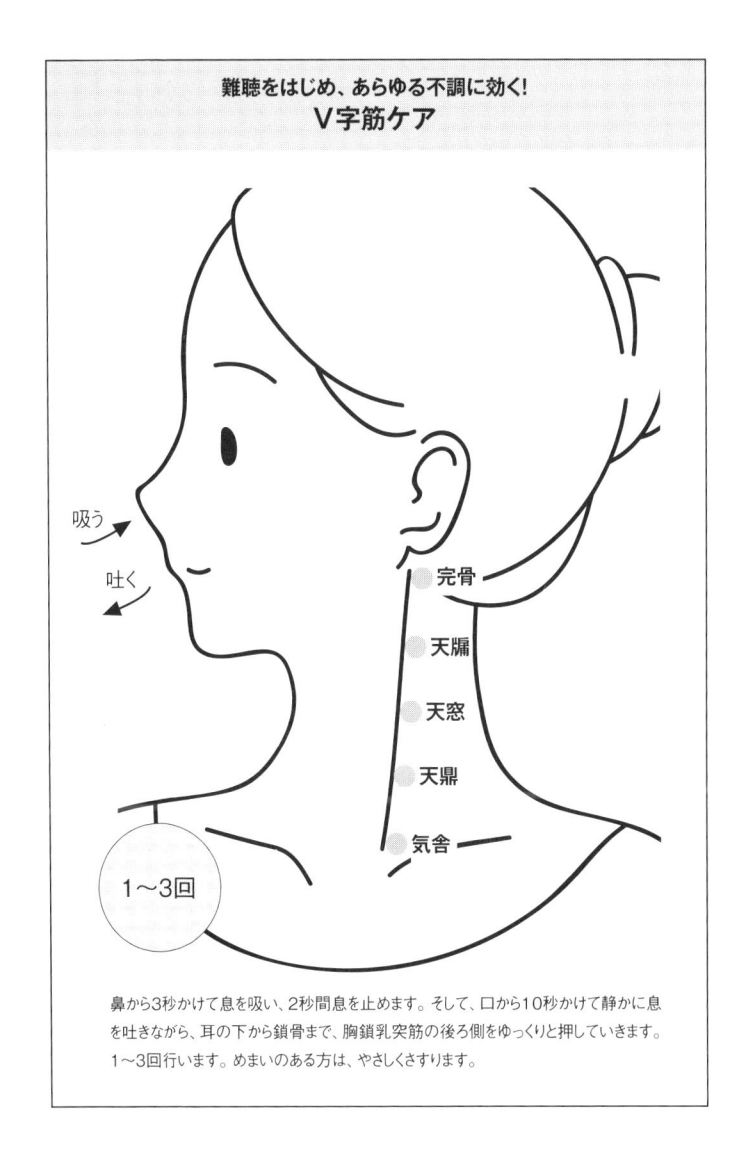

# 耳のむくみスッキリ！「水飲み」&「アクアウォーキング療法」

## 内耳にたまったリンパ液の排出を促進！

**「V字筋ケア」と並行して、ぜひ行っていただきたいのが「水飲み療法」です。**

「水飲み療法」とは、毎日たくさんの水を飲んでいただく療法です。

実は、この療法を始めたきっかけは、「大量に水を飲んだら、その後、耳鳴りが小さくなりました。なぜでしょうか？」というある患者さんからのご質問でした。

通常、内耳の蝸牛にはリンパ液が満たされており、常に循環しています。しかし、何らかの原因でこの流れが滞ってしまうと、**リンパ液がたまって水ぶくれのような**

**状態**になります。この状態を「**内リンパ水腫**」といいます。

これが、**難聴、耳鳴り、耳閉感、めまい、響きなどのあらゆる耳の不調を引き起こす原因のひとつ**とされています。そのため、病院では利尿剤を処方するのが一般的になっています。余分なリンパ液を尿として排出するためです。

そこで、先ほどのご質問をいただいた患者さんも、大量に水を飲むことでたまったリンパ液が自動的に押し出され、新しいリンパ液に変わったことで耳の症状が改善したのではないか、と考え「水飲み療法」を作ったのです。

実際に行っていただくと、案の定、低音型の難聴（突発性難聴も含む）やメニエール病など、内リンパ水腫に要因がある病気の患者さんには顕著に効果が現れました。その他、難聴を伴わない耳鳴りや大きな音が原因で発症する急性音響性外傷の患者さんにも効果が認められたケースがありました。

また、最近の医学的研究で、水分を大量にとることで体内に利尿ホルモンが産生され、内耳にたまったリンパ液を排出する効果が明らかになったようです。

**水を飲むことは、利尿剤と同等の効果が期待できるうえ、副作用はまったくありません。**症状でお悩みの方は、ぜひ始めてみてください。

## ●まずは1ℓの水飲みからスタート

**まずは、1日につき1ℓの水を飲むようにしましょう。**

3日間続け、むくみなど体調に異変がなければ、飲む量を1・5ℓに増やします。さらに3日間続け、問題がなければ、次は2ℓに増やします。それでも問題がなければ、その後は毎日2ℓ飲み続けます。食事のときのお茶やジュース、味噌汁などは含めず、あくまでも水だけで計量してください。

飲むのは、水道水でもミネラルウォーターでも大丈夫です。ただし、硬水は下痢を起こしやすいものもあるので注意が必要です。身体が冷えないように、なるべく常温の水をとりましょう。また、寒い時季は、いったん水を沸騰させてから50〜60

℃に冷ました白湯《さゆ》がおすすめです。まろやかになって口当たりがよくなるうえ、身体が芯から温まります。麦茶などのカフェインフリーの飲み物でもかまいません。

飲み方のコツは、時間をかけて数回に分けて、少量ずつ口に含むこと。就寝2時間前までに、その日の分は飲みきるようにしましょう。

## ウォーキングとツボ刺激を組み合わせて効果アップ

「水飲み療法」だけでも効果を実感される患者さんが多いのですが、さらに**ウォーキングも組み合わせる「アクアウォーキング療法」を行うとより良い**でしょう。毎日3km、約40分のウォーキングを行うことで、代謝が上がり、より高い効果が期待できます。

ポイントは、しっかり両手を振って歩くこと。前方よりも、後方（背中側）に振ることを意識しましょう。肩を後方に動かすことで、肩甲骨まわりがゆるみ、胸も開きます。また、腕を振ることで、肩や首の筋肉がほぐれる効果が期待できます。鞄《かばん》を持って歩く場合は、リュックやショルダーバッグなど、両手をしっかり振れるものがおすすめです。

私の治療院は新橋にあるのですが、東京駅などの主要な駅まで、ちょうど3㎞の距離があります。

せっかくなので、最寄りの駅まで電車に乗って来院される患者さんに、治療院まで歩いて移動するように提案しています。銀座など華やかな街を通るので、歩いているだけでも楽しいものです。気分転換にもなります。

私は、新橋から首相官邸前を通り、国会議事堂の裏もしくは表を歩いています。休日前は少し長めに、日比谷公園を抜けて皇居のお堀端を歩きます。

桜の季節には千鳥ヶ淵《ちどりがふち》の桜を見ながら、晩秋には国会議事堂前の銀杏《いちょう》並木の落葉を踏みしめます。冬はクリスマス！　六本木まで遠回りして、ミッドタウンや東京駅近辺のイルミネーションを見ながら歩くのも楽しいですね。

**なお、毎日のアクアウォーキング療法と並行して、利尿を促すツボ「失眠《しつみん》」を刺激するとより高い効果が期待できます。**「失眠」はかかとの真ん中にあるツボです。手でげんこつを作ったときに突き出る関節で押したり、軽くたたいたりして刺激すると良いでしょう。左右の足それぞれ1～2分、代謝が高まる入浴中に行うのがおすすめです。

水飲み療法は優れた療法ですが、腎臓や心臓、肝臓疾患のある方は行わないでください。また、むくみやすい、水飲みでむくみがひどくなった場合も中止しましょう。

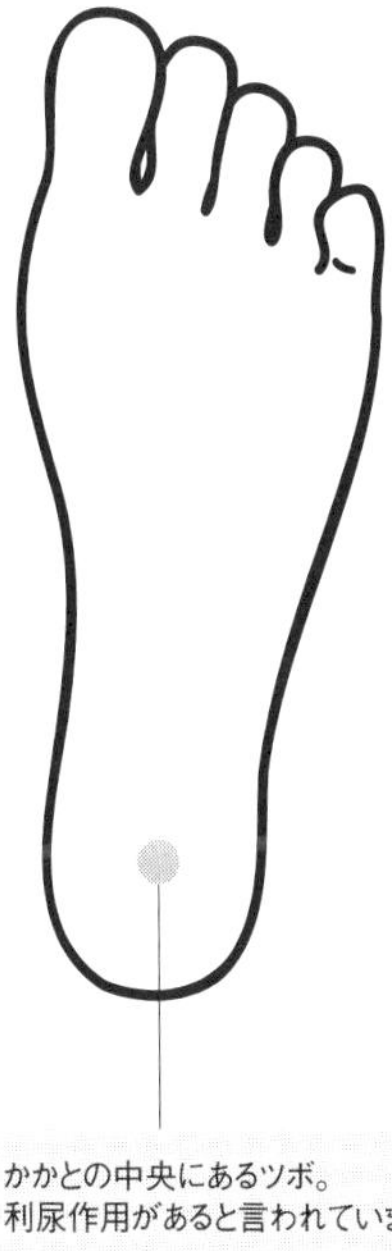

**失眠** かかとの中央にあるツボ。
利尿作用があると言われています。

# 難聴がラクになる！「オリジナル特効ツボのケア」

毎日もしくは耳が一時的に不調になったときに行っていただきたいセルフケアのひとつが「オリジナル特効ツボ」のケアです。

難聴治療にもっとも有効なツボとして、古来より使用されてきたものに「翳風《えいふう》」と「聴宮《ちょうきゅう》」があります。翳風は、耳たぶの下で、あご骨の後ろのくぼみにあるツボです。聴宮は、耳珠《じじゅ》（耳の穴の前側にある、小さな突起部分）のすぐ前、口を開けるとくぼみにあるツボです。

しかし、私が長年治療をしてきたなかで、これらのツボとは別の位置に、「突発性難聴」をはじめとする難聴に有効と考えられる新たなツボがあるのがわかってきました。

ひとつ目は翳風の5㎜上、耳の後ろのくぼみの頂点にあります。そして、ふたつ目は聴宮の2㎝下、耳たぶの下端にあります。私はそれらに「突難1号」「突難2号」と名付け、難聴の患者さんに鍼を施したり、次の来院時までの間に円皮鍼《えんぴ》(丸いシールの中央に数ミリ程度の鍼がついたもの)を貼っています。セルフケアとして行う場合、それぞれの場所に市販のチタンテープ(炭化チタンを塗ったシール状のテープ)を貼ります。チタンテープは薬局やネットでも購入できます。

基本的に、調子のよくない片耳だけの処置で大丈夫です。両耳ともに調子が良くない場合は、左右それぞれに貼りましょう。手元にチタンテープがない場合は、ゴマや仁丹《じんたん》がその位置に来るように肌用テープでとめる形でも代用できます。

2～3日は貼りっぱなしで大丈夫です。入浴もそのままできます。ただし、皮膚がかぶれやすい、かゆみが気になるという方は我慢しないですぐに外しましょう。

## 難聴がラクになる!
# オリジナル特効ツボのケア

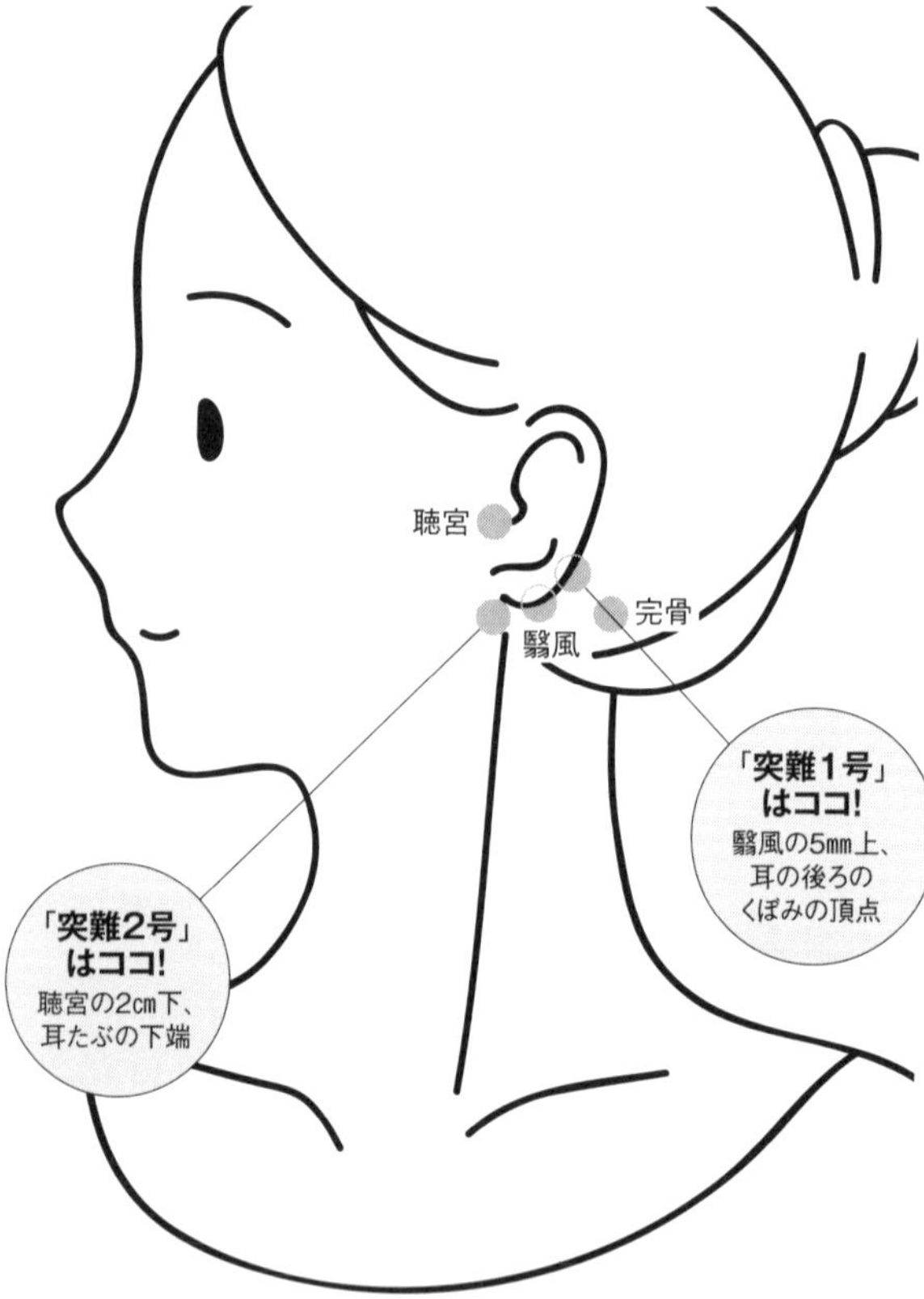


オリジナル特効ツボ2点にチタンテープを貼ります。2〜3日は貼りっぱなしでOK。ただし、かゆみなどの違和感がある場合は、我慢しないですぐに外しましょう。

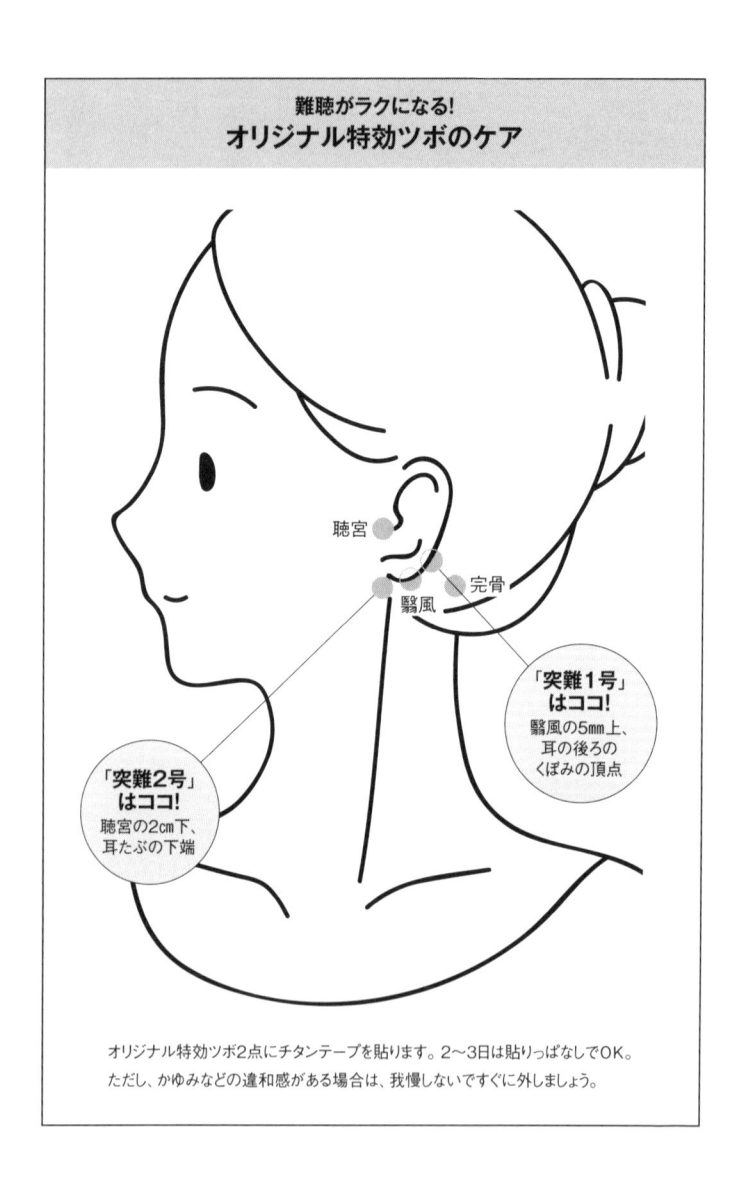

# 遠隔で効く！ 「手のツボ5点灸」

耳を直接刺激しなくても良いケア法が「手のツボ5点灸」です。

調子の良くない耳の側の手から肘にある5つのツボに、市販の温灸（台座灸）を使ってアプローチします。当院では、1個の温灸を使って、熱いと感じたら次のツボに移動する、という方法を指導しています。手のツボ「合谷《ごうこく》」を起点とし、肘へと移動していくと行いやすいでしょう。途中で熱さを感じなくなったら、新しい温灸に替えます。

温灸はいつ行っても良いのですが、お風呂上りの30分や飲酒後、発熱時は避けましょう。お手元に温灸がない場合は、チタンテープを貼る、指で押すなどの刺激もOKです。

【手のツボ5点】

①合谷《ごうこく》……手の甲側、人差し指と親指が交差するくぼみ。人差し指側の骨の内側

期待できる効果：肩のこわばりの解消

②中渚《ちゅうしょ》……手の甲側、中指と小指が交差するくぼみ

期待できる効果：難聴、耳鳴りの解消

③外関《がいかん》……手の甲側、手首のシワから指3本上のところ

期待できる効果：めまいの解消

④曲池《きょくち》……肘を曲げたときにできる、外側（親指側）のシワの先端

期待できる効果：肩のこわばりの解消

⑤少海《しょうかい》……肘を曲げたときにできる、内側（小指側）のシワの先端

期待できる効果：難聴、耳鳴りの解消

## 遠隔で効く！
# 手のツボ5点灸

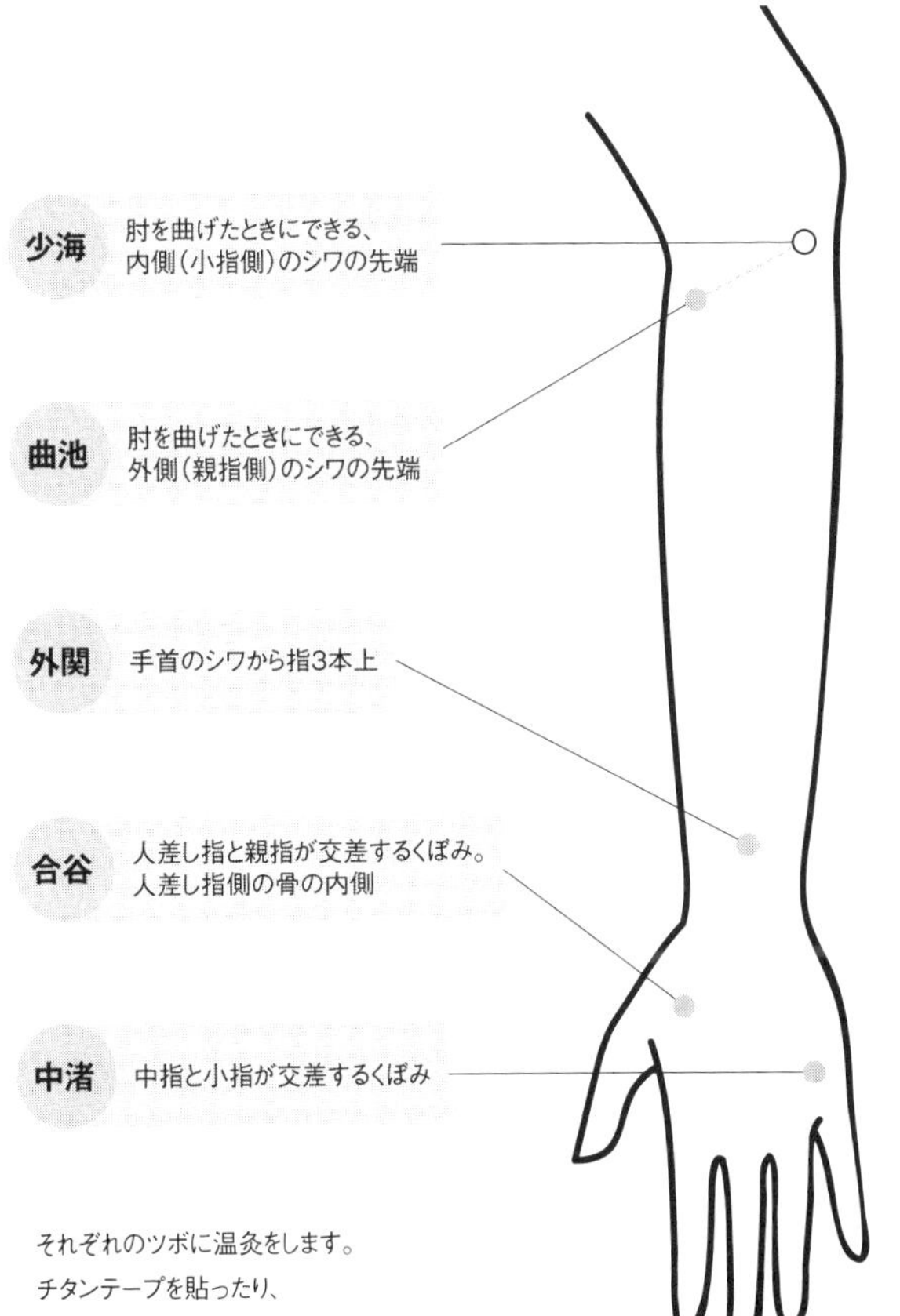


それぞれのツボに温灸をします。
チタンテープを貼ったり、
指で押してもOKです。

# 突然の耳閉感、耳鳴りに「内耳ケア」

耳閉感や耳鳴りは、その日の天気や生活環境、ストレスなどによって、突然起こることがあります。そこで、即効性の高い４つのセルフケアをご紹介します。

**【４つの内耳ケア】**

①**こする……**人差し指と中指で耳たぶを軽くはさみ、上下にこすります（30往復）

②**もむ……**親指と曲げた人差し指で、耳たぶを軽くつまみます。そのまま指を上下に動かして、耳尖《じせん》（耳の先端、てっぺん）までもみ上げます（30秒）

③**ふるわす……**耳の穴に人差し指を軽く差し入れ、手首を細かく前後にふるわせます（30秒）

④**はじく**……親指以外の４指を使って、耳たぶを後ろから前へと圧迫して、そのままポンとはじきます（30回）

**耳閉感には、①こする、②もむ。**
**耳鳴りには、③ふるわす、④はじく、がおすすめです。**

ただし、外出先や人前など、時と場合によって、行いにくいものがあるでしょう。その場合は、４つのケア法のうち、行いやすいものを選んでください。もちろん、これら４つのケアを毎日のセルフケアとして取り入れていただくのもおすすめです。
詳しい方法は、次ページの解説をご覧ください。

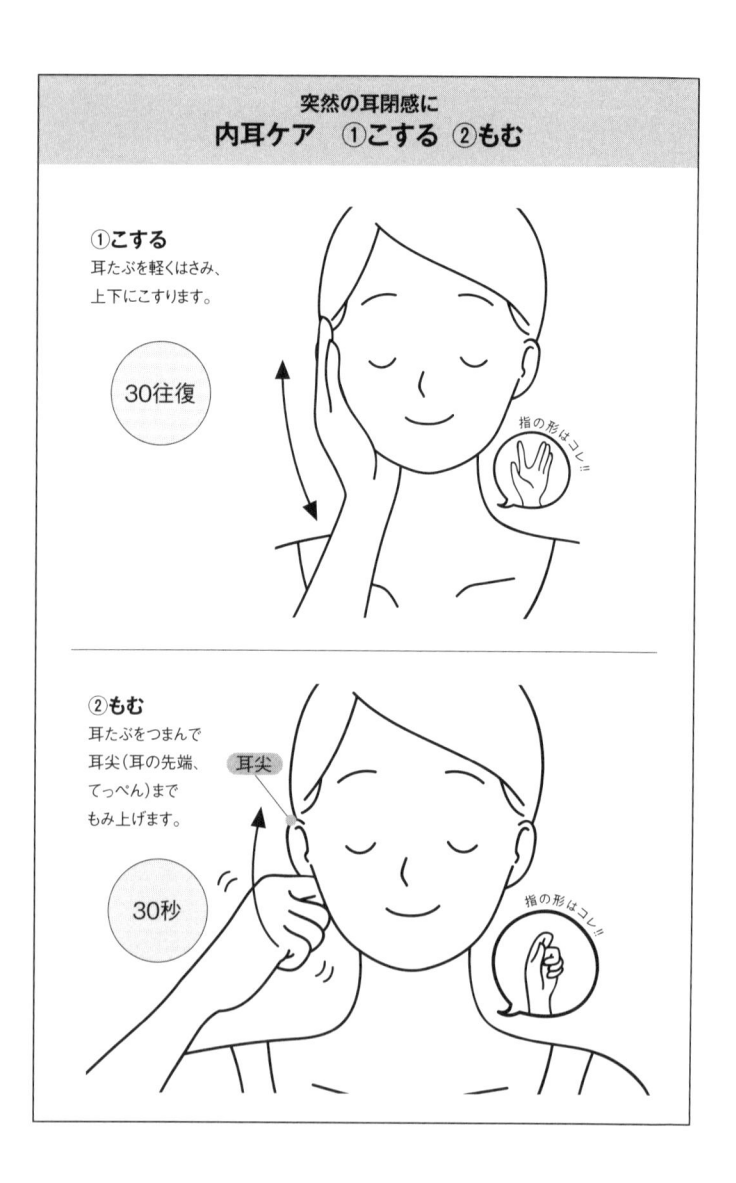

突然の耳閉感に

## 内耳ケア　①こする ②もむ

### ①こする

耳たぶを軽くはさみ、
上下にこすります。

30往復

### ②もむ

耳たぶをつまんで
耳尖（耳の先端、
てっぺん）まで
もみ上げます。

30秒

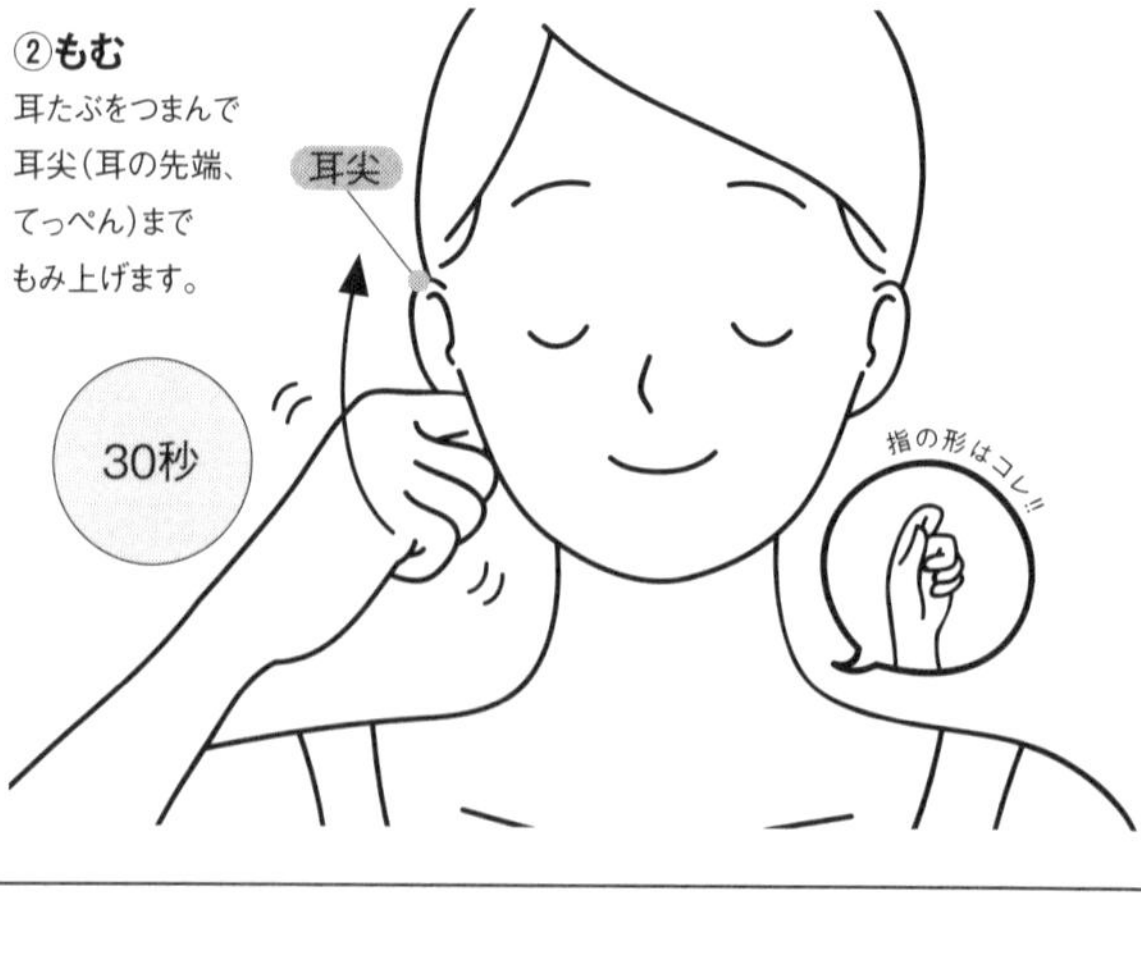

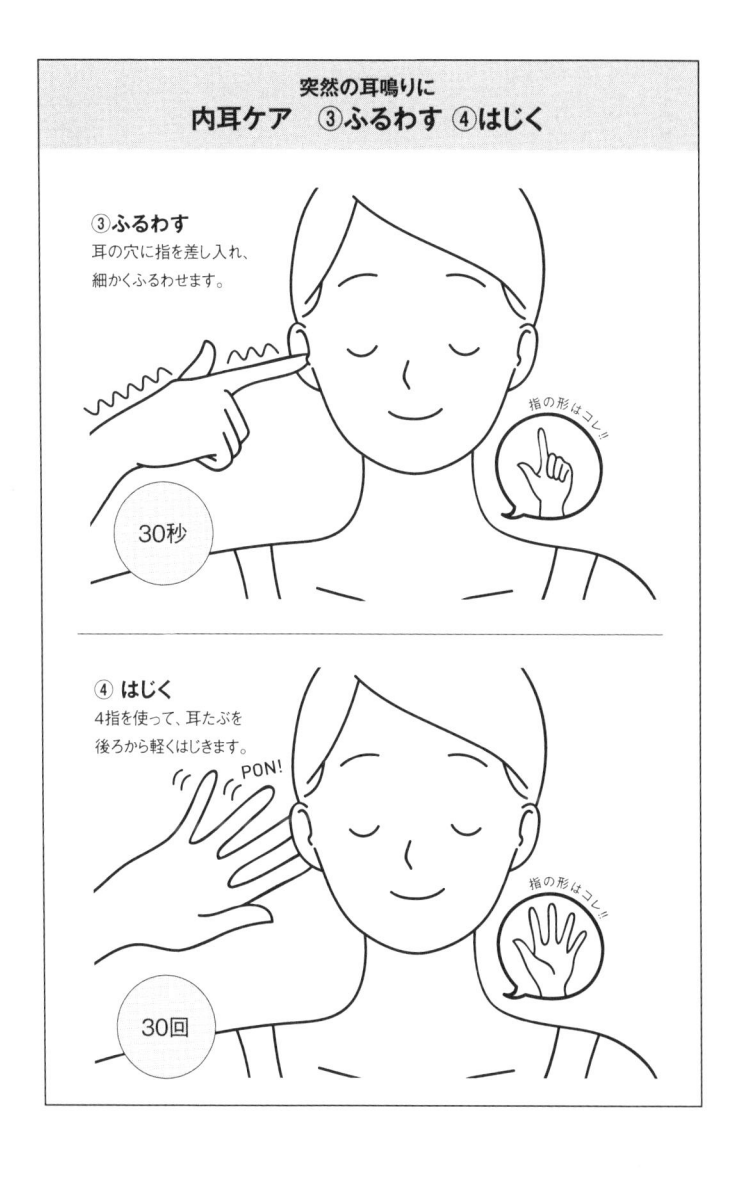

突然の耳鳴りに

## 内耳ケア ③ふるわす ④はじく

**③ふるわす**

耳の穴に指を差し入れ、
細かくふるわせます。

**④ はじく**

4指を使って、耳たぶを
後ろから軽くはじきます。

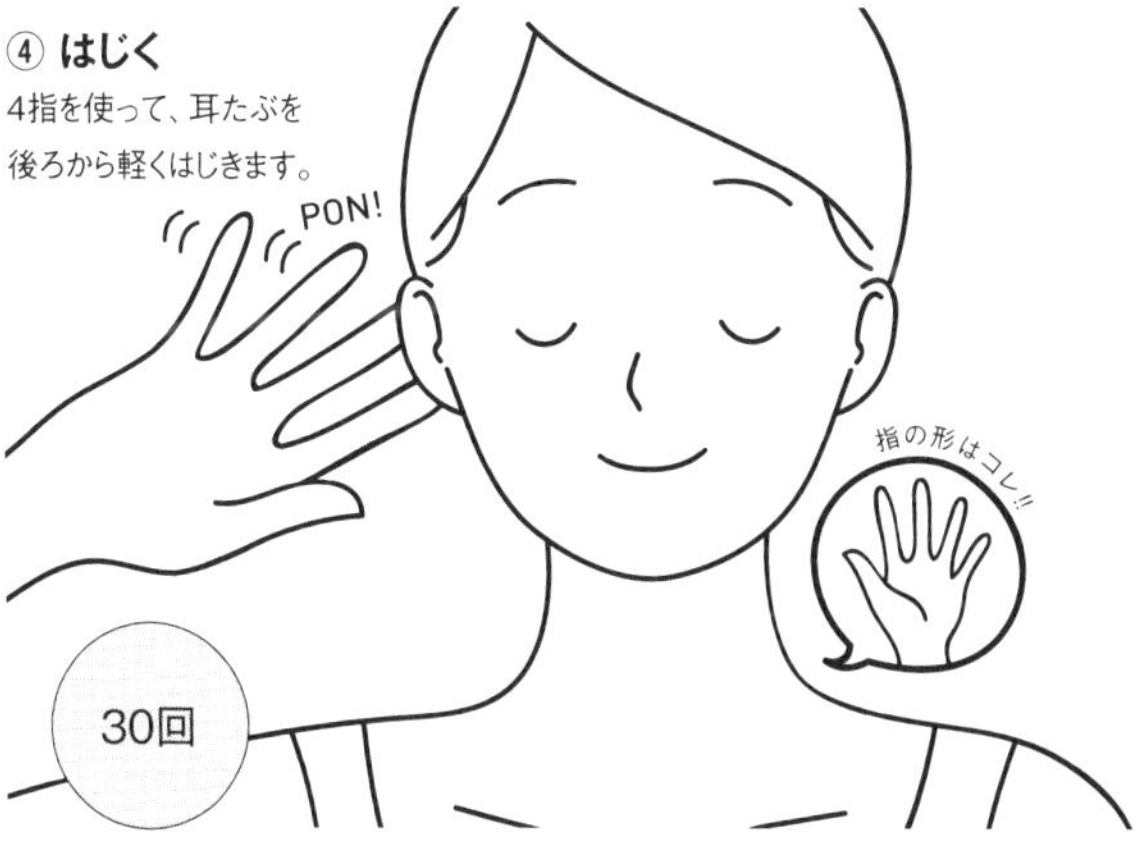

# 日常生活で気をつけたいこと

ここからは、日常生活の中で、難聴、耳鳴り、めまい、響きなどのあらゆる耳の不調を引き起こす原因と考えられるものを挙げます。

患者さんからの貴重なご意見やご経験談に基づいた統計でもあります。ぜひ、参考にしてください。

## ●睡眠時間をしっかり確保しよう！

発症前にどんなライフスタイルを送っていたのか、患者さんにお聞きすると、お話によく上るのが**睡眠不足**です。

仕事や心配事など、なかなか眠れない事情があるかもしれませんが、睡眠は1日の疲れを修復するための貴重な時間でもあります。

**最低でも1日6時間、できれば7時間以上**は取りたいものです。

不眠対策としては、毎日、同じ時間に決まったことを行い、床に入るようにします。たとえば、私の場合、お風呂に入る→トイレに行く→仏壇にお参りする→布団に入る、というふうに、寝る前の行動を儀式化しています。そうすることで、身体を「眠る」体制に整えるわけです。その他、当院で指導している不眠対策には、

**①不眠のツボ「完骨《かんこつ》(両耳の後ろにある出っ張った骨・乳様突起の下端、後ろ側のくぼみ。ツボの位置は70ページ)」にチタンテープを貼る**
**②寝る直前にコップ半分のぬるい白湯もしくは牛乳を飲む**
**③氷のうなどで頭(後頭部以外)を冷やす**

などがあります。これらを実行して、良質な睡眠を心がけましょう。

## ●大きな音は避けよう!

強い音圧を長く受けると、耳に過大な負担がかかります。

ライブコンサートで爆音を聞いたり、ヘッドホンから大音量の音楽を聞いたりするのは避けましょう。大きな音を出す宣伝カー、大音量の映画館、パチンコ店の店内音、カラオケ、お祭りの太鼓や花火の音も気をつけたいものです。

移動中の電車の音や、駅の構内アナウンスの放送も思いがけず耳に響くときがあります。心配な方は、あらかじめ耳栓やノイズキャンセリングヘッドホンなどをつけてから外出しましょう。

また、小さなお子さんがいらっしゃるママさんの場合、お子さんに背中を見せないようにご注意を! お子さんが背中に駆け寄ってきて、突然、耳元で大きな声で叫ぶケースも実際にお聞きします。

## ●毛染め剤などの化学物質には注意しよう!

意外に思うかもしれませんが、毛染め剤にも注意が必要です。

今でもはっきり覚えているのは、就職活動のために茶髪を黒く染めたら難聴になった、という学生の患者さんです。鍼灸治療でいったんは健常化したのですが、数カ月後に就職が決まって茶髪に戻したとたん、再発したのです。

その学生の患者さんは再度の鍼灸治療で回復しましたが、毛染め剤について調べてみると、アニリン色素という染料成分が含まれていました。

**アニリン色素は頭皮内にしみ込みやすい性質があり、使い続けると、難聴や耳鳴り、めまいなどの症状が出てくると言われています。**

アニリン色素はあまりにも毒性が強いため、最近はアニリン色素の誘導体が使われていますが、その毒性がすべて消えているわけではありません。しかも、アニリン色素はいちど体内に吸収されると排泄《はいせつ》されにくい性質があります。

**自然素材をうたっている毛染め剤もありますが、やはりアニリン色素の誘導体が含まれることが多いようです。**

たとえば、「ヘナ」という毛染め剤は植物性で、化学合成品の毛染め剤に変わる染毛剤として注目されています。しかし、純粋のヘナはオレンジに近い茶色です。なかには、日本人の黒髪に合わせて、ヘナにアニリン色素の誘導体をまぜて、「黒く染まるヘナ」をうたっている商品もあるようです。体質にもよりますので、すべての人が害を受けるとは限りませんが、毛染め剤は慎重に選びましょう。その他、シンナーや除草剤に含まれる化学物質も注意が必要です。

## ●アルコールを飲むときは蒸留酒を選んで

アルコールは、なるべく控えるようにしましょう。特に、ビール、ワイン、日本酒を飲んだ後に耳鳴りが出てきた、という患者さんの声をよくいただきます。

とはいえ、お付き合いなどで飲まなければならないシーンもあるかと思います。その場合は、**焼酎・ジン・ウィスキー・ブランデー・ウォッカなどの蒸留酒を選ぶと良い**でしょう。サワーやハイボールなどでも良いですね。これらは比較的、耳への影響が少ないようです。ただし、病院での難聴治療でステロイド投与を行っている方は、肝臓に負担をかけるのを避けるためにも飲酒は厳禁です。

## 気圧と耳には密接な関係がある

気圧など、急激な圧力の変化にも注意が必要です。

気圧とは、空気の重さによる圧力（大気圧）のことです。日常ではあまり感じませんが、空気にも重さがあります。いわゆる「気圧が高い」とは、空気がギュッと詰まっていること。逆に「気圧が低い」とは、空気が少ない状態のことです。

空気には、気圧を均一に保とうとする性質があります。そのため、気圧の高い空気のかたまりを気圧の低いところにもっていくと、均一になろうとして移動したがります。つまり、膨張するのです。たとえば、高山に登ると、スナック菓子の袋がパンパンに膨らみますね。それは、高い山は空気の量が少ない、つまり気圧が低いからです。スナック菓子の袋の中のほうが高気圧になるので、均一になろうとして膨張するわけです。

このように、**私たちは常に空気に押されている状態で生活しています。**でも、私たちの身体は、空気に押されてつぶれたりしませんね。なぜなら、内側からの同じ大きさの圧力で押し返すことで、つり合いをとっているからです。

この**圧力の調整を行っているのが、中耳と鼻腔をつなげている「耳管」**なのですが、急に気圧が変わって耳管の対応が遅れると、耳の鼓膜の圧力が外と内でつり合わなくなってしまいます。すると、耳の詰まりや痛みを感じたり、音が聞こえにくくなってしまうことがあります。

**特に、加速度の大きい新幹線や飛行機に乗るときは、事前に対策を立てる必要が**

**あります。**詳しい対策法は94ページ以降でご紹介しているので、ぜひご覧ください。

ちなみに、潜水やダイビングも同様です。水の中では水圧がかかりますし、耳の中に水が入ってしまうリスクもあります。

## 天候と上手に付き合おう!

耳の症状は、天候によっても変化します。

高気圧と低気圧の移り変わりが激しい春先や、梅雨、台風の活発な時季、そして冷えがグッと深まり忙《せわ》しくなる12月上旬は注意が必要です。当院にも、一時的に耳の調子が悪くなった、という患者さんが多数いらっしゃいます。

また、近年増加しているゲリラ豪雨は、局地的に気圧が変化する気象現象です。ゲリラ豪雨が発生しやすい夏場も今後ますます油断できないでしょう。

天候による気圧の変化が起こりやすい時季は、なるべく規則正しい生活を心がける、仕事をセーブするなどして、耳をいたわる生活を心がけましょう。

## ●耳を冷やさないようにしよう！

**1年の中で、いちばん耳が不調になりやすい時季が冬です。**寒さで血流が滞りやすくなり、耳の症状も悪化しやすいのは想像できるかと思います。また、冬場は風邪やインフルエンザにかかりやすい時季でもあります。鼻を強くかむことで耳に内圧がかかり、耳閉感などの症状を引き起こしかねません。

外出するときは、耳あて、マフラー、ニット帽などで、しっかり「耳の防寒対策」を行いましょう。耳の冷えを感じたら、ホットタオルを当てて温めること。水で湿らせたタオルを電子レンジで1分ほど温めれば、あっという間にホットタオルが出来上がります。その後、56ページの「V字筋ケア」や74ページの「内耳ケア」などのセルフケアを行えば、耳がポカポカになります。

なお、夏場のエアコンも耳を冷やす要因となるので油断は大敵です。

## 「息を止めて力む」動作はNG！

「息を止めて力む」動作も、耳には良くありません。

みなさんのなかには、「健康のために」と思って、週に数回ジムに通ってウエイトトレーニングやランニングを行っている方もいらっしゃるかと思います。

しかし、トレーニング中に行う動作を思い返してみてください。

重いバーベルを持ち上げるとき、「フンッ」と力んでいませんか？　そのとき、呼吸も一瞬、止まりませんか？　**力んだりする行為は、耳に内圧がかかります。そして、息を止めることで、内耳の圧力がさらに増加するのです。**

通常であれば、内耳の内側の気圧と外側の気圧は同じ、もしくはトラブルの原因になるほどの差異は生じません。しかし、激しい筋トレなどによって気圧を均一にすることができなくなると、耳の不調や病気が生じやすくなるのです。なお、耳の健康に良い運動としておすすめなのは、62ページの「アクアウォーキング療法」です。耳に負担がかからず、全身バランスよく運動できます。

その他、吹奏楽の演奏や、力を入れて鼻をかむ、重い荷物を持ち上げるなどの行動も、不調を感じたら避けるほうが無難です。

## 「耳精《じせい》疲労」になっていませんか？

「聞く」仕事をしていて、あるとき急に耳閉感や耳鳴りが起こった、という話はよく伺います。

会議が長々続いたり、聞きたくない話を延々と聞いたり、お問い合わせ受付の仕事で朝からずっと電話で話を聞いたりしていませんか？

具体的な職業では、会議や打ち合わせが多い管理職、テレフォンオペレーターの方が多いですね。その他、楽器の演奏家、商業用音楽の制作、通訳の方もよく来院されます。いずれも、たくさん耳を使うお仕事です。

そこで私は、耳の使い過ぎによる症状を**「耳精疲労」**と呼ぶことにしました。疲れ目のことを「眼精疲労」と呼びますが、**耳も使いすぎると、やはり疲れ耳になる**のです。

症状が出てきたときに、すかさず行っていただきたいのが74ページの「内耳ケア」です。もちろん、毎日のセルフケアとして取り入れていただくのもおすすめです。耳をいたわる時間をぜひ設けていただきたいものです。

## 「スマホ首」が、耳の不調を引き起こす

スマートフォンやタブレットなどを使うときに、多くの人が画面を覗き込むような、首が前傾になった姿勢をとると思います。この姿勢が習慣化すると猫背になり、

緩やかなカーブを描いている首の骨が一直線に伸びきった状態（ストレートネック）になってしまいます。これがいわゆる**「スマホ首」**です。スマホ首になると、頭の重さを首と肩の筋肉のみで支えることになり、首や肩のこりはもちろん、難聴や耳鳴り、めまいなどの耳の不調や頭痛を引き起こす原因となります。

**スマートフォンを使うときは、本体の位置をなるべく顔の高さまで上げること、首が前傾しない（頭が上体より前に出ない）ことを意識しましょう。**

## ●大音量の音楽、電磁波……「スマホ難聴」に注意！

つい先日（2019年2月13日）、朝日新聞をはじめ、各種メディアにショッキングなニュースが飛び込みました。

WHO（世界保健機関）が、世界の12歳から35歳までの若者のうち、ほぼ半数にあたる11億人が難聴になる恐れがある、と警告を発したのです。その原因として、スマートフォンなどの普及により、イヤホンを使って大音量で音楽を聴く若者が増えたことを指摘。ＩＴＵ（国際電気通信連合）と合同で安全な音量に関する新たな指針が発表されました。これによると、大人の場合は走行中の電車内の騒音と同程度（80dB）の音量で１週間に40時間、子どもの場合は75dBで同程度の時間が限度とされています。

これらの携帯端末の危険性は、電磁波についても指摘があります。

２０１１年５月31日、国際がん研究機関（ＷＨＯの専門組織）は携帯電話の電磁波と脳腫瘍のリスクについて過去の調査を評価し、携帯電話の電磁波による脳腫瘍リスクには「限定的な証拠が認められる」とする結果を公表しました。また、２０１８年１月８日付の「プレジデントオンライン」によりますと、２０１７年12月に米国カリフォルニア州の公衆衛生局が「脳を電磁波から守るために、スマホを体から遠ざけよ」とのガイドラインを発表したそうです。ガイドラインでは、**通話するときは端末を直接耳に当てることを避けイヤホンマイクなどを使う**など、５つのアドバイスをしています。

スマートフォンなどの携帯端末は、音楽や通話など、楽しく「耳」を刺激するツールとして便利なものですが、いっぽうで難聴などのリスクが疑われています。**「疑わしきは放置せず、それに即して予防せよ」です。** いま一度、付き合い方を見直しましょう。

## 女性の生理周期と耳の意外な関係性

ある日、女性の患者さんから「女性ホルモンと耳の調子と関係はあるのでしょうか？」という質問をいただきました。その方は妊活していて、毎日の基礎体温と耳の状態を一緒に記録していたのですが、生理前の時期になると決まって耳鳴りが大きくなることに気づいたそうです。

女性の患者さんからは複数、こういったお話を伺っています。ただ、その方によって、生理中だったり、排卵の時期だったり、まちまちです。心あたりのある女性の方は、139ページの**「症状記録」**をつけると良いかもしれません。耳の調子のリズムをつかむことで、ご自身の身体との付き合い方を見直すきっかけになるのではないでしょうか。なお、更年期の症状として、めまいや耳鳴りを感じる方もいらっしゃるようです。この場合、エストロゲンという女性ホルモンの分泌の低下が自律神経に影響を及ぼすためと考えられています。

## 温泉、岩盤浴も耳に影響あり!?

意外に思うかもしれませんが、温泉で長風呂した後に耳の調子が悪くなった、という患者さんのお話を多数お聞きします。岩盤浴も良くない、という方が多いです。しかし、なぜかサウナは良くないというお話をいただいておりません。理由はわかっていませんが、あくまで参考まで。

# 耳に影響を与えやすい「乗り物」の対策法

## ●新幹線は、突発的な気圧の変化にご用心

新幹線は、対向する車両とすれ違うときやトンネルを出入りするときに、突発的な気圧の変化が生じやすい環境です。特に、トンネルを出るときに対向する車両とすれ違う際に耳に影響が出やすいようです。

新幹線に乗るときの対策は、次の４つがポイントになります。

**①座席は、進行方向に向かって左側の通路側にとる**

新幹線の座席は、進行方向に向かって左側、つまり対向車両とすれ違わないサイ

ドの通路側をとりましょう。

窓側の座席では車窓の景色が猛スピードで流れていくのが視界に入り、めまいを誘発する要因になります。ボックス席で向かい合わせに座る場合も同様です。進行方向に向かって通路側に座り、逆向きは避けましょう。

**②乗車前にチタンテープを「内関《ないかん》」「外関《がいかん》」に貼る**

「内関」「外関」は手首のシワから指3本上の位置にあるツボで、手の内側にあるツボを「内関」、外側にあるツボを「外関」といいます。これらのツボは、めまい予防に効果的と言われています。

新幹線はめまいを誘発しやすい環境です。乗車前に左右それぞれのツボの位置に、合計4枚のチタンテープを貼るようにしましょう。

**③あめやガムを口に含む**

飲食の時以外は、あめやガムを口に含むと良いでしょう。

あめやガムを口に含むと唾液が出やすくなります。唾液を飲み込むときに耳管の開閉が促進し、耳閉感の予防になります。あめやガムが苦手な方は、水をちびりちびりと飲んでも良いでしょう。

**④仮眠をとるときは、耳栓をする**

耳閉感の予防には、耳栓も有効です。急激な気圧の変化が生じると、鼓膜が気圧の低い方に引っ張られてしまい、耳がツンと詰まったような感じになります。耳栓をしておくと、この現象も防ぐことができます。**特に、新幹線で仮眠をとる場合は、忘れずに耳栓をしましょう。**眠っている間もトンネルに出入りしたり、対向車とすれ違ったりするので、気圧は常に不安定な状態です。油断はできません。耳栓は、ドラッグストアで販売されている、スポンジ製の簡易的なもので結構です。

## ●飛行機は着陸時に気をつけて

飛行機も注意が必要です。離陸や着陸時は、一気に気圧の変化が激しくなります。**特に、着陸体制に入る下降時は耳が痛くなりやすいので注意が必要です。**

飛行機を降りたあとも耳閉感や耳の痛み、聞こえづらさが何日も続いたり、症状がひどい場合は、病院で「航空性中耳炎」と診断されたりします。飛行機に乗るときは、しっかりと次の対策を行いましょう。

### ①乗車前にチタンテープを「内関」「外関」に貼る

新幹線と同様、飛行機に乗るときもめまい対策は必須です。飛行機での旅行中に気分が悪くなり、吐いてしまうような状態を「空酔い」と言います。気流の悪いところを通過する場合などに起こりやすくなります。95ページでお伝えしたようにチタンテープを「内関」「外関」に貼りましょう。

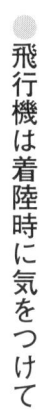

**②シートベルトを締めるときは、あめかガムを口に含んで耳栓を**

シートベルト着用のサインが出ている間は、離着陸のときや乱気流に入ったときです。いずれも、気圧が急激に変化したり、機体が上下に揺れやすいタイミングです。

あめやガムを口に含み、しっかりと耳栓をして、耳詰まりなどのトラブルに備えましょう。ただし、**耳栓は飛行機専用のものを使ってください。**飛行機専用の耳栓は、空港などで販売しています。

**③着陸の前と後の30分はあめかガムを**

**着陸のアナウンスが入るときは、すでに高度が下がっています。**事前に着陸予定時間を調べておき、その30分前にはあめやガムを口に含んでおきましょう。着陸後も30分はあめかガムを含みます。そうすることで、ゆっくりと耳抜きができます。

万が一、耳閉感があっても、耳抜きは行わないようにしましょう。

## ●電車、エレベーターに乗るときも対策を

電車やエレベーターも加速度のある乗り物ですが、乗り方のコツをつかめば、トラブルを防ぐことができます。

### ①電車に乗るときは、良い耳を進行方向に向けて座る

ベンチ型シートに座るときは、調子の良い耳が進行方向に向くように座席を取りましょう。立っているときも同様にする、もしくは進行方向に向かって身体を正面にすると良いでしょう。

なお、通常よりも速い特急電車などに乗るときは、トンネルの出口付近で耳に影響が出ることがあります。これらの電車に乗るときは、新幹線と同じ対策をおすす

めします。

**②エレベーターに乗るときは、調子が良くない耳を少しだけ上に向ける**

高層ビルの一室がオフィスだったり、お住まいがタワーマンションの場合、毎日の移動が高速エレベーターになります。これも気圧が急激に変化するので、それが原因となり耳閉感や耳鳴り、めまいなどを訴える方も少なくありません。

トラブル予防のコツは、上り・下りともに、調子が良くない耳を少しだけ上（天井方向）に向けて乗ること。**特に、下りのほうが、飛行機の着陸時と同様に影響が出やすいので注意が必要です。**両耳ともに調子が良くないときは、正面を向いて左右の耳の位置を平行にします。ついついインジケーターを見上げてしまいがちですが、これも避けましょう。

これらの他、新幹線や飛行機と同様に、

③めまいがある、めまいが心配な方は、チタンテープを「内関」「外関」に貼っておく
④事前にあめやガムを口に含む
⑤電車で仮眠するときは耳栓をする

といった対策があります。

**なお、すべての乗り物に共通していえることですが、乗車中のスマートフォン操作や読書はめまいを誘発するリスクがあります。なるべく避けましょう。**

# 耳は鍛える？　休める？

患者さんからよくいただくのが、「耳は鍛えたほうが良いのですか？　それとも、休めたほうが良いのでしょうか？」というご質問です。

50〜60dBまでの中程度の難聴までの場合は、廃用性萎縮《はいようせいいしゅく》を避けるために耳を使ったほうが良いとされています。怪我などで長時間筋肉を動かさないでいると、筋肉の機能が低下します。これを廃用性萎縮と言いますが、耳も使わないでいると機能が低下すると考えられるわけです。

耳のリハビリに「集中音響療法」があります。健常な耳に耳栓をして、聞こえの良くない耳でクラシック音楽を6時間ほど聞くリハビリです。たとえば右耳から入ってきた音は、反対の左脳でおもに感知します。ところが、右耳の聴力が低下すると、左脳は反応しなくなります。そして、左耳から入ってきた音に、右脳とともに左脳も反応するようになります。たとえ右耳の聴力が戻りかけても、左脳はそのまま反応しなくなるので、それを防ぐために、正常に聞こえる耳に耳栓をして、難聴の耳でクラシック音楽を聴き続けるのです。実際に、それで難聴が回復した例があるようです。

ただし、高度や重度の難聴の場合は、音をかなり大きくしないと聞こえません。あまりにも大きな音を聞き続けることは耳自体には良いことではないので、「音を聞いて耳を鍛える」といった方法は一概におすすめできないと思います。

当院でおすすめのケアは、やはり56ページの「V字筋ケア」、62ページの「アクアウォーキング療法」です。これらのケア法でしたら、どのレベルの難聴の方にも安心して行っていただけますし、内耳の循環がよくなり、結果的に耳の調子がよくなった、という声を多数いただいています。

# 耳が元気になる食事

## 新鮮な青魚で、耳の調子が劇的に回復！

新鮮な青魚をたくさん食べたら、耳の調子が劇的に良くなった、という患者さんがいらっしゃいます。

その患者さんは、兵庫県姫路市にお住まいのプロのベーシストのIさんです。Iさんは再発を2回繰り返していたのですが、いずれも、彼の生徒さんからどっさり届いた獲《と》れたてのサンマやスズキを食べたら、ケロリと回復したそうです。

Iさんが、その生徒さんに聞いたところ、シアノコバラミンという成分を多く含む魚を選んで送ってくれたそうです。シアノコバラミンとは、ビタミンB12に含まれる成分のひとつ。ビタミンB12は、内耳の血流を増やして神経を鎮静化し、難聴、耳鳴り、めまいの症状改善に効果を発揮すると言われています。実際に、病院での難聴治療でも内服薬として処方されたり、鼓室内注入療法の薬液に用いられていますす。なお、ビタミンB12は、魚介類をはじめ、牛・豚・鶏のレバーなどにも豊富に含まれているようです。

## 患者さんにも人気の「板藍《ばんらん》ブレンド茶」

当院の名物のひとつが、毎朝スタッフが煮出している「板藍ブレンド茶」です。「板藍茶」という漢方茶に、はと麦茶と黒豆茶をブレンドしたもので、ポットに入れて自由に飲んでいただけるようにしています。

板藍茶とは、板藍根(アブラナ科の植物ホソバタイセイの根)のエキスを顆粒状にしたものです。風邪やインフルエンザの予防、免疫力アップのお茶として有名ですが、耳鳴りにも良いと知り、当院でお出しするようになりました。

「香ばしくておいしい」「身体が温まる」と、なかなかの評判です。板藍茶は漢方薬局で手に入れることができます。

## ●蜂の子が耳鳴りに効く!?

蜂の子は、古くから薬としても用いられてきた貴重品です。

近年では、岐阜大学医学部附属病院の研究にて、蜂の子の長期服用が耳鳴りや、耳鳴りによる不安や抑うつ症状、聞こえにくさが改善されることが明らかにされています。


**私自身、まさに実践しているのが「蜂の子」を摂《と》ることです。**摂り始めてから5年以上経ちますが、現在、耳鳴りはほとんど気になりません。

蜂の子の効果か否かは何とも言えませんが、悪くはないという状況です。

## 耳の健康は「腹づくり」から

私が毎日、必ず摂っている食材がヨーグルトです。

1日200～300gを目安に、かれこれ18年近く摂り続けています。

患者さんへの会報誌に載せるテーマ「おなかの健康」について研究しているうちに、腸の細菌の善玉菌が大切とわかり、善玉菌を増やすためにヨーグルトを摂り始めました。

その後、体質がガラリと変わりました。毎日お通じの前には腹痛があったのが、まったくなくなりました。もちろん便秘も下痢もほとんどありません。また、中学時代からの鼻詰まりがなくなりました。風邪も引かなくなりました。

**鼻と耳は耳管でつながっていますから、風邪や鼻炎などによる炎症が改善されれば耳のトラブルも減る**のはご想像の通りです（逆に、難聴の患者さんのうち、鼻のトラブルを抱えている方の割合は非常に多いです！）。

現在、私はヨーグルトに加え、善玉菌が好むオリゴ糖や食物繊維も摂るようにしています。

このことをスタッフに話したところ、現在ではおやつタイムにヨーグルトを食べるスタッフが増えました。

**健康の源はまさしく腸にあり。**
**腸が汚れていれば、いくら耳に良いとされる食材を摂っても元の木阿弥《もくあみ》です。**

耳の健康はもちろん、腸内環境を整える「腹づくり」もあわせて行うようにしましょう。底力のある、真の健康な身体に生まれ変わるはずです。

# 第3章

# 「耳鳴り」「耳閉感」「めまい」「響き」気になる症状の自力ケア法

ここからは、難聴に付随するトップ4の症状「耳鳴り」「耳閉感」「めまい」「響き」のケア方法についてお伝えします。

症状
その1

# 「耳鳴り」の自力ケア

耳鳴りは、現代医学をもってしても、聞こえる音の種類や大きさと病気の関係など、詳しいことはまだわかっていないのが実状です。「耳鳴りは治らないです。慣れるしかありません」と病院で言われ、希望を失いながらも、藁《わら》にもすがる思いで来院される患者さんも少なくありません。

しかし、私がこれまで鍼灸治療を行っていくうちに、耳鳴りについていくつかわかったことがあります。実際に耳鳴りがラクになった、という患者さんが多数いらっしゃいますので、ご紹介しましょう。

## ●耳鳴りには3つのタイプがある

私の治療院では、耳鳴りを次の3つのタイプに分けています。

**①「難聴に伴う耳鳴り」**

突発性難聴などの難聴の病気に付随する症状として現れるものです。通常、治療によって難聴が回復するのに伴って、自然に解消します。逆に、難聴が回復しないまま、耳鳴りだけ解消するのは困難なようです。

**②「難聴が回復した後の後遺症としての耳鳴り」**

難聴が回復しても、耳鳴りが残ってしまったケースです。

**③「難聴の前駆症状としての耳鳴り」**

病院で聴力検査を行っても難聴はなく、耳鳴りだけが気になるケースです。難聴が認められないため、病院ではおもだった治療が行われないことがあるようです。この場合、放置しておくと、後で難聴になる可能性があります。

①の難聴を伴った耳鳴りの患者さんには難聴治療を行っています。難聴を治療することで、自然に耳鳴りも解消するケースがほとんどです。

その他の後遺症、前駆症状としての耳鳴りの患者さんには、耳鳴り解消用の鍼灸治療を行います。

## ●回復の兆しは、「低くなる↓小さくなる↓途切れる」

発症してから間もない耳鳴りは、鍼灸治療の後に突然解消することがあります。

いっぽう、発症してからある程度日数が経過した耳鳴りは、次のような経過をたどることが多いようです。

**①音の高さが変わる**

まず、耳鳴りの音の高さが変わってきます。「キーン」「ジーン」などの不快を伴う高音から、「ザー」とか「サー」などの比較的やさしい低音に変わります。

←

**②音の大きさが変わる**

大きい音から小さい音に変わってきます。

←

**③音が途切れる**

次第に、耳鳴りが途切れる時間が出てきます。よく聞かれるのは、「夜中にトイレに行ったときに、耳鳴りが途切れたのを感じた」という患者さんの声です。その後、朝、昼の順に耳鳴りが途切れ、周囲が静かになる就寝前の時間だけ残る、というパターンが多いようです。

←

### ④拍動性の耳鳴りを感じる

「ドクン、ドクン」という拍動性の耳鳴りが出現します。耳の血液の循環が良くなって起こる拍動です。拍動性の耳鳴りはすぐに慣れて気にならなくなるようです。

難聴がある方で、最後の拍動性の耳鳴りが出現したときは、聴力検査を受けることをおすすめします。聴力が正常なレベルに戻っている、うれしいサインでもあるからです。

なお、最初から拍動性の耳鳴りがある場合は、耳以外の疾患である可能性がありま す。病院で検査を受けると安心でしょう。

## ●耳鳴りをラクにするセルフケア

このように、耳鳴りは意外と簡単に鍼灸治療で解消することもあります。

そして、適切な鍼灸治療と並行して、次のセルフケアを積極的に行うと、より快方に向かう期待ができます。

急に耳鳴りが始まったり、耳鳴りが急に大きくなったりしたときに、レスキューとしてもぜひお試しいただきたいセルフケアです。簡単なだけではなく、鍼灸治療にも劣らない改善効果を発揮する方法ですので、ぜひお試しください。


**【耳鳴りに効果的なセルフケア】**

1．V字筋ケア……56ページ
2．アクアウォーキング療法……62ページ
3．手のツボ「少海」にチタンテープを貼る（ツボの位置は72ページ）
4．内耳ケア（特に「ふるわす」「はじく」が良い）……74ページ

また、耳鳴りは周りが静かな時に気になるものです。

自宅に戻ったら、すぐに小さめの音でテレビ、ラジオ、ＣＤなどをつけて、静かすぎる環境を避けると良いでしょう。お休みの時も枕元にラジオを置いて小さい音を出しておくと、入眠しやすいようです。小さい音の加湿器や空気清浄機を寝室に置くのもおすすめです。

## 耳鳴りを増長する!?　避けたい飲食物

当院では、多くの患者さんの声を集めた結果、耳鳴りを悪化させる可能性のある食品がわかってきました。

耳鳴りの方は、次の食品はたくさん摂りすぎないようにしましょう。

### ①アルコール

ビール、ワイン、日本酒は避けましょう。お付き合いなどで飲まなければならないときは、焼酎・ジン・ウィスキー・ブランデー・ウォッカなどの蒸留酒を選ぶと良いでしょう。サワーやハイボールなども、比較的、耳への影響が少ないようです。

## ②激辛食品

激辛のラーメン、麻婆豆腐、カレーなど刺激の強いものも良くないようです。なかには、辛子明太子を食べた後に耳鳴りが大きくなった、という方もいらっしゃいました。

## ③かんきつ類

レモン、オレンジ、グレープフルーツ、みかんなどが当てはまります。

「ビタミンが豊富なので、身体に良いと思ってたくさん食べていました」と驚く患者さんも少なくないのですが、食べ過ぎは良くないようです。なかでもグレープフルーツは、病院で処方されるお薬の飲み合わせで、副作用の注意を受けやすい食品です。

**④その他の食品**

熟成チーズ、コーヒー、ハム、ソーセージなどに含まれる亜硝酸塩、中華料理などに多く含まれるうまみ調味料（グルタミン酸ソーダ）があります。

症状その2

# 「耳閉感」の自力ケア

耳鳴りに続いて多いのが「耳の詰まり（耳閉感）」です。これは、**中耳にある「耳管」の開閉に問題が発生したときなどによく見られるパターン**です。

中耳には鼓室という部屋があり、耳小骨が振動を伝えやすいように空気が入っています。この空気は、鼻の咽頭部につながる耳管が開閉することによって、圧力（空気圧）が調整されている、と前述しましたね。

それがなぜ、難聴や耳閉感につながるのか、もう少し、詳しく説明しましょう。

たとえば、大気圧が急激に低下した場合は、外耳道のほうが鼓室よりも圧力が低くなります。気圧は均一になろうとする性質があるので、鼓室内の空気が膨張し、鼓膜が外耳道側に押し出される形となります。すると、耳小骨が押し出された鼓膜を引き戻そうと抵抗し、内耳に音を振動として伝えにくくなって音の聞こえが悪くなります。

逆に、大気圧が急激に高くなった場合は、外耳道が鼓室よりも圧力が高くなり、鼓膜が鼓室側に押し込まれる形になります。すると、耳小骨が鼓膜を押し返そうと抵抗して内耳に音を振動として伝えにくくなり、やはり音の聞こえが悪くなります。

このように、**鼓室の内と外の圧力が等しくないと、私たちの聴力は低下する仕組みなのです。**

高速エレベーターで上り下りしたときや、飛行機に乗ったとき、新幹線に乗っていてトンネルに入ったときに同じように耳の詰まりを感じるのは、中耳内の気圧と外の気圧に差が出てしまっているため。あまりにも大きな圧力差が生じると、痛みを感じたりする場合もあります。

**特に、下降時には注意が必要です。**なぜなら耳管には、空気を通しやすい方向があるのです。耳から鼻へは空気が抜けやすいのですが、鼻から耳へは入りにくいという構造をしています。

たとえば、飛行機の下降時は鼓膜の外側の気圧が高くなります。鼓膜の外側がパンパンに膨らみ、内側がへこんでいるような状態を想像するとわかりやすいでしょう。すると、耳管は、鼻を通して耳へ空気を送り込もうとします。これは先ほどのお伝えした通り、耳管の構造上、なかなか容易に空気を送り込むことができません。鼓膜の状態を元に戻すのが難しいため、耳閉感や痛みが生じやすくなるわけです。

当院で鍼灸治療を行うと、血行がよくなり、耳管の機能が回復して開閉が上手くいくようになります。すると、**それと連動するように「耳がスッキリとして聞こえもよくなった」という患者さんが非常に多い**のです。

## 耳閉感をラクにするセルフケア

適切な鍼灸治療と並行して、次のようなセルフケアを積極的に行うと、より快方に向かう期待ができます。ぜひお試しください。

**【耳閉感に効果的なセルフケア】**

**1. V字筋ケア……56ページ**

**2. アクアウォーキング療法……62ページ**

**3. 内耳ケア（特に「こする」「もむ」が良い）……74ページ**

また、高速の新幹線や飛行機に乗る、高山に登る予定の方には、当日にあめやガムを口に含むように指導しています。これらを口に含むと唾液が自然に出ます。唾液を飲み込むことで耳管が開き、耳の内側と外側の圧力を整えるようにするわけです。ただし、鼻をつまんで口を閉じ、鼻の奥から「んっ」と力を入れて意識的に耳に送風する「耳抜き」はＮＧです。耳に内圧がかかり、負担になります。

症状
その3

# 「めまい」の自力ケア

**ここ数年、当院で増え続けているのが「めまい」を伴う難聴です。**現在、難聴の患者さんの約半数がめまいの症状を伴っています。

めまいとは、自分や周囲が動いていないのに、動いているような感覚を総称したものです。

10年前まではめまいを伴う難聴はまれで、めまいと言えば高齢の方に多い症状でした。ところが、現在は若い方を中心にした、あらゆる年齢層に症状が見られるのです。

なぜ、めまいの患者さんが増え続けているのでしょうか?

私は、この現象は**パソコンやスマホ、ゲームなどの普及と無縁ではない**と考えています。たとえば電車に乗っていると、ほとんどの方がスマホを片手に小さな画面を見ています。首を下に傾け、画面をくるくる動かしていますね。**動いている電車に乗って、さらに小さな画面でくるくると動くものを見るのは、まさにめまいを誘発する行為**です。「**ITめまい**」と名付けても良いのではないかと考えています。

## ●めまいは難聴の発症時に併発しやすい

第1章でも説明しましたが、内耳の構造上、聞こえをつかさどる蝸牛、平衡感覚を担う三半規管と前庭は隣りになっています。そのため、突発性難聴やメニエール病の患者さんで、発症当時、聴力が急激に低下している状況でめまいを併発したケースもめずらしくありません。

多くは、自分や周囲の景色がぐるぐる回るように感じるめまいで、吐き気を伴ったり、実際に嘔吐することがあります。ひどい場合には、救急車で病院に運ばれ、そのまま入院してステロイド点滴などの難聴治療をされる方もいらっしゃいます。

患者さんのなかには「現在はフワフワする程度なので大丈夫です」とおっしゃる方がいらっしゃいます。しかし、たとえ軽度であっても、めまいの一種であることは変わりありません。過労や睡眠不足、ストレス、不安が原因で起こることが多く、難聴の再発のサインになりうる場合もあります。鍼灸治療と並行して日常生活を見直すことが大切です。

## もっとも多い原因は、内耳の水ぶくれ

**めまいを併発する代表の難聴が「メニエール病」です。**メニエール病とは、激しい回転性のめまいと難聴、耳鳴り、耳閉感の4症状が同時に起こり、一度ならず何度も症状を起こす内耳の病気です。

**メニエール病の原因は、蝸牛の中に起こる水ぶくれです。**何らかの原因で内リン

パ液が滞り、パンパンに膨らんで、水ぶくれのようになるのです。この状態を**「内リンパ水腫」**と言い、メニエール病の実質的な正体がこれに当たります。

当院にはメニエール病の患者さんも多数いらっしゃいます。私は、多くの患者さんと接してきたなかで、やはり無理な仕事や生活、ストレス、過労、スマホやパソコン作業などの長時間の前傾姿勢による首と肩の緊張が大きな原因ではないか、と考えています。頸部に圧迫が起こり、内リンパの流れが滞って、内リンパ水腫が引き起こされてしまうのです。

**鍼灸治療を行うと、頸部がゆるみ、循環が良くなります。**循環が良くなったことで、めまいなどの症状が治まった患者さんが多数いらっしゃいます。

このように、メニエール病自体は治らない病気ではない、と確信しています。しかし、安心してはいけません。**むしろ回復した後が肝心だと考えています。**

なぜなら、たとえ一時的に回復しても、原因となる日常生活のアンバランスやストレスなどが変わっていなければ、再発する恐れもあるからです。鍼灸治療と並行して、生活習慣や仕事のやり方について、改めて見つめ直すことが大切です。

## めまいがラクになるセルフケア

鍼灸治療と並行して、次のようなセルフケアを積極的に行うと、より快方に向かう期待ができます。次項目の「めまいと上手に付き合う日常生活のコツ」と一緒に、日々のケアにぜひお試しください。

【めまいに効果的なセルフケア】

1. V字筋ケア（さする）……56ページ
2. アクアウォーキング療法……62ページ
3. ツボ「失眠」を刺激する（ツボの位置は67ページ）
4. ツボ「内関」「外関」にチタンテープを貼る（ツボの位置は95ページ）

## ●めまいと上手に付き合う日常生活のコツ

めまいは、意識しないと、日常生活の行動で不意に引き起こすことがあります。

次の項目には、特に注意しましょう。

### ①睡眠時は、調子が良くない耳を上にする

調子の良くない耳がわかっている場合は、良くない耳を上にして、枕を高めにして横向きで寝るのが良いようです（逆に、調子の良い耳を上にしたほうが良い、という方が1割ほどいらっしゃいます）。ただし、症状がひどい方は、横向きになったり、寝返りするだけでめまいを起こすこともあります。その場合は、ゆっくりと仰向けのまま寝てください。

また、起床時も注意が必要です。寝ている間にめまいのことを忘れ、ガバッと起

き上がって軽いめまいを起こしてしまった、というお話を聞きます。ゆっくりと頭の位置を移動しながら起き上がるように心がけましょう。

## ②首・頭の動かし方に注意しよう

調子の良くない耳がわかっている場合は、良くない耳のほうに首をひねったり、倒したり、曲げたりするのは避けましょう。めまいを誘発するリスクがあります。

まず、首をひねるシーンでよくお聞きするのが、カフェなどで座席が隣同士になったときです。つい首だけをひねって、横を向いて会話しがちです。身体ごと相手に向け、正面を向いて会話する、相手と対面になるように座席の位置を変えるなどの工夫が大切です。同様に、注意したいのが、車の運転でバックするときです。こちらも首だけを後方にひねる体勢になりがちです。身体ごとねじるようにしましょう。

次に、首を倒すシーンについてですが、圧倒的に多いのが相手にお辞儀をするときです。失礼のないように、と深く首を曲げたために、めまいを起こしてそのまま前へ倒れ込んでしまっては元も子もありません。この場合は、首ではなく、舞妓さんのように腰か膝を曲げるようにすると良いですね。なお、洗濯物をたたむ、縫い物をするときなど、長い時間、下を向いて作業する場合も注意が必要です。いずれもテーブルや台の上に物を置いて作業するのがベターです。

その他、身体の向きを変えるときは、良い耳の側から回転すると良いようです。たとえば、右耳の調子が良くない方は、反対の左方向に回転しながら、身体の向きを変えるようにしましょう。

**③乗り物はめまいの引き金になりやすい**

遊園地のアトラクション、電車や車、エレベーターなど、動いているものに乗るときもめまいを誘発するので注意が必要です。

詳しくは、94ページの「耳に影響を与えやすい『乗り物』の対策法」をご覧ください。

## ④歩道など、傾斜のあるところもご用心

日本建築学会がまとめた研究結果によると、私たちの身体はわずか0・29度の傾きで傾斜を感じ、0・6度程度の傾きがあるだけで、めまいや頭痛などを訴えるケースがあるそうです。

身近な例として、歩道があります。歩道は、必ずしも水平ではありませんね。車道側に傾斜していることが多いため、良い耳側の歩道を歩くと、自然と調子の良くない耳が下がる方向に歩みが曲がっていきます。調子の良くない耳が下がる歩き方をしていると、めまいを誘発することがあります。

右耳の調子が良くないときは右側の歩道を、左耳の調子が良くないときは左側の歩道を歩くようにしましょう。

## ⑤鼻をかむときは、おしとやかに

耳と鼻は耳管でつながっているので、相互に影響があると思われます。難聴の患者さんに発症前の状況を伺うと「大風邪をひいて1カ月ほど鼻水が止まらず、ずっと鼻をかんでいた。そのうちめまいや耳閉感が出て、聞き取りが悪くなってきた」という方がいらっしゃいます。また、花粉症や鼻炎、副鼻腔炎《ふくびくう》など、何らかの鼻の疾患を患っており、鼻をかむ機会が多い患者さんも少なくありません。

ポイントは、鼻を軽くかむようにすることです。力んでかむと、内圧によって、耳に負担がかかりますし、内耳のリンパ液が漏れて強烈なめまいが起こる場合があります。

## ⑥スマホやパソコンの画面操作はゆっくりと

先ほどお伝えした、「ＩＴめまい」の方がほとんど当てはまる行為がこちらです。縮小・拡大、スクロールなど、画面の操作はなるべくゆっくり行いましょう。パッパと動かす行為は、急速に視線を移すため、眼精疲労やめまいを誘発します。

目の疲れを感じたら、ホットタオルもしくは冷たいタオルを目に当ててケアしましょう。「気持ちがいい」とリラックスできるほうで結構です。そして、目の周りの骨際を指で押す**「眼輪筋もみほぐし」**を。まず、目頭から上まぶたの骨際に沿って目尻まで親指で押し上げます。そして親指以外の4指を、下まぶたの骨際に沿って当て、押し下げます。これを2〜3回行うとスッキリします。

**⑦横になりながら、テレビやスマホは見ない**

ベッドもしくはソファで横になりながら、スマートフォンやテレビを見ていませんか？　いずれも、身体の正面から、目の高さに合わせて行うことが鉄則です。

**⑧運動はウォーキングを**

患者さんによくいただく質問が、ヨガやストレッチについてです。健康のために、と思って始められる方も多いのですが、めまいのある患者さんに関しては、首をひねるポーズなどは避けるように注意を促しています。

**一番おすすめの運動は、やはり62ページの「アクアウォーキング療法」です。**耳に負担をかけずにリンパ液の循環を促進し、全身の運動になります。気持ちもリフレッシュします。**アクアウォーキング療法は、めまいはもちろん、難聴、耳鳴り、耳閉感すべての症状におすすめ**です。1日3㎞程度歩くようにすれば、さらに治療効果は高くなるでしょう。

万が一、急にめまいが起こったら、まずはテレビやパソコン、スマホなどの動きがあるものから目線を外します。絵や小物など、目当てになるものをじっと見つめて目線をロックします。これだけでも眼振が落ち着く場合があります。そして、ラクな姿勢でゆっくりと横になりましょう。このとき、頭を少し高くして、氷のうなどを使って冷やします。部屋を暗くしてアイマスクなどをすると良い場合もあります。吐き気をもよおすこともあるので、洗面器などを用意すると安心です。これらの応急処置で、通常、2〜3時間で症状が治まることが多いようです。

ただし、顔や手足にしびれがある、舌がもつれる（ろれつがまわらない）、ものが二重に見える、激しい頭痛が起こる、意識がもうろうとする、などの特別な症状がある場合は、脳が原因となっているケースも考えられます。この場合は救急車を呼ぶなどして、一刻も早く病院で受診することをおすすめします。

症状
その4

# 「響き」の自力ケア

難聴に付随する症状の4つ目が「響き」です。

これは、感音性難聴に伴う聴覚過敏症のことで、聴覚補充現象（リクルートメント現象）とも呼ばれます。難聴の一種ではあるのですが、ある一定の音量を超えた音が強く響いたり、刺激に感じたりします。特に、子どもが叫ぶ声や、金属の音、バイクの排気音、車の走行音などの高音などに対してより顕著に感じるようです。

ここで、「音を大きく感じるのならば、聞き取りも良くなるのでは？」と思う方もいらっしゃるかもしれませんね。しかし実際は、聞き取りの精度・音声の明瞭度そのものは低下したままなので、会話には支障が生じます。

「響き」を伴う病気の代表が、突発性難聴、メニエール病、加齢性難聴、内耳炎、薬物中毒、騒音性難聴、原因不明の進行性難聴です。

当院では、**①難聴を伴う「響き」②難聴の後遺症としての「響き」③難聴の前駆症状としての「響き」の3つ**に大きく分類しています。

難聴を伴う「響き」の場合、聴力が回復すれば、たいていは自然に回復します。いっぽう、難聴は治ったけれども、後遺症として残っている「響き」については、自律神経を調整する鍼灸治療で回復することがあります。

「響き」が辛い時期は、治療と並行して、耳栓やノイズキャンセリングヘッドホンなどを利用して、苦痛を和《やわ》らげる対策を講じることもできます。

日常生活の注意としては、まずはライブ会場などの音量の大きな場所に行くのは避けることです。また、睡眠不足などで「響き」が強くなることもあります。

なお、聞こえは良いのに妙に音が響いたり、自分の声が割れて不快だったりする場合は、難聴の前駆症状かもしれません。心身をいたわり、難聴の予防に努めることが大切です。そして、早期に鍼灸治療などで症状の軽快を図りましょう。

# 症状記録をつけよう!

耳鳴り、耳閉感、めまい、響きなどの各症状は、睡眠不足、体調の良し悪し、天候、大音響、長時間の会議による疲れ、女性の生理周期など「さまざまな原因」によっても影響を受けることになります。

そこで当院では、どのような条件で症状が大きくなるかを見つけるために、毎日、症状の記録をつけるように指導しています。耳の調子が良いときは0点、悪いときは5点として、6段階で点数をつけます。たとえば、1日を朝、昼、午後、夜の4つに区切り、なるべくこまめに記入するとベストです。

そして、その日に何をしたか、何を食べたり飲んだりしたか（アルコールや辛い食べ物など、刺激の強いものを食べたかどうか）、ストレスに感じたこと、睡眠時

## 症状記録〈耳鳴り〉の記入例

**[耳鳴りスコア]**

大きい…5点　中くらい…3点　小さい…1点　気にならない…0点

| 日 | 曜日 | 天気 | 耳鳴りスコア | | | | 睡眠時間 | 特記事項（体調・食事・旅行など） |
|---|---|---|---|---|---|---|---|---|
| | | | 朝 | 昼 | 午後 | 夜 | | |
| 1 | 月 | くもり | 3 | 3 | 1 | 2 | 6 | 仕事が忙しい。寝不足 |
| 2 | 火 | くもり | 5 | 5 | 5 | 5 | 7.5 | 鍼灸治療を受ける |
| 3 | 水 | くもり | 3 | 3 | 3 | 0 | 7.5 | 入浴中に耳鳴りが消える |
| 4 | 木 | 晴→くもり | 3 | 1 | 3 | 3 | 7 | 観劇（バレエ） |
| 5 | 金 | 晴→雨 | 3 | 1 | 0 | 1 | 7.5 | 鼻づまりの薬を飲む |
| 6 | 土 | 晴 | 2 | 1 | 2 | 2 | 7 | 休み |
| 7 | 日 | 晴 | 1 | 2 | 1 | 0 | 7 | |
| 26 | 金 | 晴 | 1 | 0 | 1 | 0 | 7.5 | |
| 27 | 土 | 雨→晴 | 0 | 0 | 0 | 2 | 7 | 会食でワイン2杯飲む |
| 28 | 日 | 晴 | 2 | 2 | 2 | 2 | 9 | |
| 29 | 月 | 晴 | 2 | 1 | 0 | 0 | 7 | |
| 30 | 火 | 晴 | 1 | 3 | 3 | 3 | 7 | 鍼灸治療を受ける |
| 31 | 水 | 晴 | 1 | 0 | 0 | 1 | 7.5 | |

| | |
|---|---|
| 第1週目の平均値 | **2.3点** |
| 第2週目の平均値 | **1.8点** |
| 第3週目の平均値 | **1.6点** |
| 第4週目の平均値 | **1.8点** |

耳鳴りでお悩みの患者さんの記録の一部です。くもりの日や、睡眠不足が続くと耳鳴りが大きくなるようです。逆に、鍼灸治療を受けた次の日や、晴れの日が続いているときは、耳の調子も安定しているようです。

**【見つけたキーワード】天気、睡眠時間**

間などを記録し、症状の原因と思われるキーワードを見つけるのです。

キーワードが判明することによって、ご自身の身体との付き合い方のコツがつかめてきます。それによって、以前ほど症状が気にならなくなった、症状に対する不安が解消した、という方も多数いらっしゃいます。

１３９ページに、実際に患者さんが記入されている記録の例を載せています。ぜひ、ご参照ください。

巻末解説

# 症例別・対策&自力ケア法

耳の病気は、構造のち密さから、多岐にわたります。
ここでは、おもな症例について解説します。

症例1

# 難聴の前駆症状

## どんな病気?

耳鳴りや耳閉感、めまいなど、突発性難聴などに見られる特有の症状はあるけれども、聴力検査では異常が見当たらないものです。当院では、難聴が始まる前段階の症状(前駆症状)として捉えています。

## 病院での治療は?

病院では前駆症状という概念がないので、診断はつきません。「軽い突発性難聴」「突発性難聴の疑い」「聴力は正常ですから、気にしないでください。慣れてください」などと言われ、治療の対象にされない場合が多々あります。対処法も病院によって、まちまちのようです。なかには、難聴になっていないのにかかわらず、ステロイドなどの強い薬が処方されたケースもあるようです。

## 鍼灸は適用？

東洋医学では、前駆症状の治療のことを「未病治療」と称し、理想的な時期の治療とされています。治療法は、めまいや耳鳴りなど、それぞれの主症状に合わせて対処しながら行います。

発症後、時間経過していない場合は、1日の集中治療で症状が治まる方も多いです。

## 対策&自力ケア法

・V字筋ケア……56ページ
・アクアウォーキング療法……62ページ

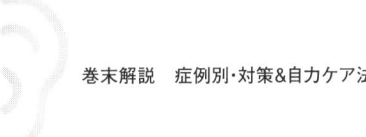

症例２

# 突発性難聴

## どんな病気？

ある日突然、おもに片耳が聞こえなくなる高度感音性難聴です。原因は不明ですが、ウィルス説と内耳の血液循環不良説が有力です。日本での患者数は年々増加しており、２０１２年の患者数は約７万５０００人と推定されています。そのうち、完治するのはわずか３分の１と言われています。

診断は、症状の経過を見たうえでなければ難しいようです。聴力の低下や変動、めまいなどの再発により、後で診断名が変更されることもめずらしくありません。

## 病院での治療は？

発症の医学的機序、原因が不明なので、病院での治療にも統一されたものはなく、個別の選択になっているようです。

治療法には、ステロイドホルモンの点滴や投薬、高圧酸素療法、星状神経節ブロック、鼓室内ステロイド注入療法などがあります。なかでも、ステロイドホルモンの点滴や投薬を第一選択とする病院が多いようです。しかし、ステロイドの長期投薬は副作用が懸念されます。

これまでの患者さんのお話では、気分の落ち込み、胃痛、不眠、湿疹などがありました。また、妊娠中や授乳中の女性、糖尿病、肝疾患の方は基本的に使用できません。

## 鍼灸は適用?

鍼灸治療は適応します。難聴の程度や発症日からの経過日数などにもよりますが、基本的に1クール10回の集中治療にて行います。詳しい治療方法は、48ページ以降をぜひご覧ください。

なお、当院では、突発性難聴の健常化例が1628例（2019年2月現在）に上っています。そのうち、発症３週間以内は１１８４例です。発症してから日数が少ないほど、健常化例が多いのは明らかです。「耳がヘンかな？」と思ったら、放置しないで、まずは病院や治療院をお訪ねください。

## 対策&自力ケア法


・V字筋ケア……56ページ
・オリジナル特効ツボのケア……68ページ
・手のツボ5点灸……71ページ

症例3

# 急性低音障害型感音難聴（ストレス難聴）

## どんな病気？

近年、若い女性を中心に増加している疾患です。体の疲れや過剰なストレスが関係あるとされ、ストレス難聴とも呼ばれます。急性あるいは突発性に、低音部の難聴、耳鳴り、耳閉感、自声の響きなどが発症します。原因は不明ですが、耳のむくみ（内リンパ水腫）の関与が指摘されています。聴力が回復しやすいいっぽうで再発しやすい特徴があります。再発すると、メニエール病に移行する場合があります。

## 病院での治療は？

内リンパ水腫に対する治療としての効果を期待して、イソバイドやメニレットなどの利尿剤が処方されるのが一般的です。ステロイド剤が処方されることも多く、有用な場合は予後も良好とされていますが、再発率が高いので経過観察が必要です。なお、再発時にステロイドを反復して使用すると、依存症になるリスクがあります。

### 鍼灸は適用？

幸いなことに、このタイプの難聴は鍼灸治療にとてもよく反応します。当院では、発症後3週間以内に鍼灸治療を受けた方のほとんどが健常化しています。ただし、再発の可能性が高いため、治療と並行して仕事や生活の見直し・工夫を行うように指導しています。健常化後も、定期的な治療の継続もしくは自力ケアをおすすめしています。

### 対策&自力ケア法


・V字筋ケア……56ページ
・アクアウォーキング療法……62ページ
・症状記録……138ページ

症例4

# 急性音響性外傷・騒音性難聴

## どんな病気？

急性音響性外傷は、ライブやコンサート会場で非常に大きな音を聞くことで起こる難聴です。ヘッドホン難聴、インカム難聴なども当てはまります。いっぽうの騒音性難聴は、大きな音に慢性的にさらされて少しずつ進行する難聴になります。

これらは、強大な音響を聞いたために、内耳の有毛細胞が障害を受け、回復不能になるために起こると言われています。いずれも、耳鳴りを伴うのが特徴です。

## 病院での治療は？

発症から日が浅い、軽度の急性音響性外傷の場合は、ステロイドやビタミン剤の投薬によって回復傾向が見られたケースがあるようです。しかし、たいていの場合は、治療は難しいとされています。

## 鍼灸は適用？

当院での健常化例は28例です（２０１９年2月現在）。いずれも、早期に鍼灸治療を開始することがポイントです。

## 対策&自力ケア法

・ライブやコンサートなど、大きな音の出る場所に行くのは避ける。どうしても行かなければならない場合は、耳栓やノイズキャンセリングヘッドホンをつける。

症例5

# 外リンパ瘻（ダイビング難聴）

## どんな病気？

外リンパ瘻は、内耳と中耳を隔てる膜が破れ、内耳にある外リンパ液が中耳へと漏れ出てしまう病気です。ダイビング時の水圧などで引き起こすことが多いため、ダイビング難聴とも呼ばれます。その他、飛行機の急激な気圧の変化、交通事故による頭部外傷、強い鼻かみ、くしゃみ、重いものを運ぶときの力みなど、思いがけないことで突然破れてしまうこともあります。

発症すると、激しいめまいを起こし、難聴が急激に進みます。耳閉感、頭重感、歩行障害などを伴いますが、まれに、難聴や耳鳴りだけのケースもあります。

聴力は、外リンパ液が漏れる程度により異なります。重症の場合は、次第に聴力が低下して、スケールアウト（失聴）になることもあります。

## 病院での治療は?

まずは1週間ほど入院し、膜の破れた部分が自然にふさがるよう、ベッドで頭を少し高くした状態で安静に保ちます。そして、循環を促す薬やビタミン剤、ステロイドなどの投薬や点滴を行います。治療を行っても症状が変わらない・悪化した場合は、膜をふさぐ手術が行われます。手術すると、激しいめまいが治まることが多いようです。いっぽう、めまいは治まったけれど聴力は低下したまま、という方もお見かけします。

## 鍼灸は適用?

発症後、早期に鍼灸治療を始めることで治ることがあります。以前、沖縄の患者さんが外リンパ瘻の手術を受けるために上京されたのですが、手術前に当院で集中治療を行ったところ、完治して、手術が中止になったことがあります。

治療中は、めまい対策を行います。同時に力む行為や気圧が急激に変化する環境は避けていただき、内耳の循環を促す自力ケアを指導しています。

**対策&自力ケア法**

- 過激な運動、力む行為、気圧が急激に上下する乗り物、高地への移動は避ける
- アクアウォーキング療法……62ページ
- めまい対策……123ページ

症例6

# メニエール病

## どんな病気?

メニエール病とは、激しい回転性のめまいと難聴、耳鳴り、耳閉感の4症状が同時に起こり、何度も症状を繰り返す内耳の病気です。内耳の内リンパ液が増えすぎて水ぶくれになる「内リンパ水腫」が原因とされています。ストレス、過労、睡眠不足、気圧の変化、几帳面な性格などが起因と考えられています。

なお、メニエール病と似ている病気で「メニエール不全型」「メニエール症候群」があります。

## メニエール不全型って何?

メニエール病と同様に、内リンパ水腫に起因している病気です。しかし、診断基準を満たさないため、厳密にはメニエール病ではない亜型とされています。蝸牛型メニエール病、前庭型メニエール病、レルモワイエ症候群の3つがあります。

**●蝸牛型メニエール病**

めまいがなく、低音型の難聴、耳鳴り、耳閉感が主症状になります。急性低音障害型感音難聴と診断される場合もあります。再発を繰り返すと、メニエール病に移行することが多いようです。

**●前庭型メニエール病**

メニエール病と同様の激しい回転性のめまいがありますが、難聴や耳鳴りを伴いません。メニエール病に移行することは少ないとされています。

**●レルモワイエ症候群**

難聴や耳鳴りとめまいが別々の時期に発症したり、互い違いに軽快する病気です。最初に難聴や耳鳴りが生じ、ピークに達したあと、めまいが生じます。

めまいが生じると、今度は難聴や耳鳴りが軽快します。原因は、蝸牛と前庭で内リンパ水腫が生じる時期がずれるためと考えられています。

## メニエール症候群って何？

内リンパ水腫には起因していませんが、めまい、難聴、耳鳴り、耳閉感など、メニエール病と同様の症状があるものです。

## 病院での治療は？

メニエール病の確定診断には、内リンパ水腫の有無を確認する必要があります。利尿剤を用いて、薬の投与前後の聴力や前庭機能の変化を調べます（グリセロール検査）。その結果、内リンパ水腫が認められればメニエール病と診断されます。

治療は薬物療法がメインになります。内リンパ水腫を軽減するためにイソバイドなどの利尿剤や血液循環改善薬を使用します。聞こえの症状がなかなか改善されないときには、ステロイド剤やビタミン剤が処方されることもあります。

**鍼灸は適用？**

鍼灸の適用範囲です。当院での健常化例は１６５例にのぼります（２０１９年２月現在）。めまい対策を行いながら治療を行います。

再発を繰り返す方には、健常化した後も月１回程度の治療の継続と、内耳の循環を促すウォーキングなどをおすすめしています。

**対策&自力ケア法**

・アクアウォーキング療法……62ページ
・めまい対策……１２３ページ
・症状記録……１３８ページ

症例7

# 機能性難聴（心因性難聴）

## どんな病気？

明らかな障害（器質的障害）がないにもかかわらず、聴力検査で聴力の低下がみられる難聴です。学童期の女児に多く、家庭や学校でのストレスが原因となることが考えられます。学校を卒業して社会に出たばかりの人にも見られるようです。

## 病院での治療は？

耳の診察や通常の聴力検査に加えて、他覚的に聴力が測定できる特殊な検査を行います。基本的に耳の治療や投薬はされないようです。生活の改善や工夫をすすめたり、心療内科や精神科、鍼灸治療院を紹介することがあります。

## 鍼灸は適用？

鍼灸治療は最適応します。治療に時間をたくさんかけて、ゆっくりお話をお聞きします。すると、心の扉が徐々に開いてきて、あるときに全開し、聴力も完全に復帰します。治療には自律神経の調整や不眠対策も並行すると効果が出やすいです。

## 対策&自力ケア法

・アクアウォーキング療法……62ページ
・不眠対策……78ページ

症例8

# 聴神経腫瘍

## どんな病気？

聴神経腫瘍は、聴神経にできる良性の脳腫瘍です。腫瘍が神経を障害すると、めまいや難聴、耳鳴りを発症します。重度になると、顔面神経麻痺や顔面の痙攣《けいれん》、顔面の知覚麻痺、歩行障害や意識障害などを生じることがあります。原因のひとつとして、携帯電話の電磁波の可能性がある、との指摘がＷＨＯの専門機関から示されています。

## 病院での治療は？

診断には、頭部ＭＲＩが有用です。小さな腫瘍や、高齢者、体力のない方には、経過観察や、身体の負担が少ない放射線照射治療で腫瘍の進行を抑えることがあります。成長の速度が速い腫瘍、大きな腫瘍は手術適応となります。

## 鍼灸は適用？

最近では、難聴の患者さんのほとんどが聴神経腫瘍の検査にＭＲＩを受けられています。検査の機会が増えたためか、聴神経腫瘍による難聴と診断された方が多くなった印象があります。

聴神経腫瘍による難聴と診断されても、鍼灸治療が適応することがあります。難聴や耳鳴りや、めまいが、必ずしも聴神経腫瘍が起因でない場合もあるからです。ただし、鍼灸治療によって耳の機能が回復しても、腫瘍そのものが消失したことにはなりません。病院の定期検査で経過観察が必要になります。

## 対策&自力ケア法

- **携帯端末の通話はイヤホンマイクを使う……90ページ**

症例9

# 加齢性難聴（老人性難聴）

## どんな病気？

加齢に伴って起こり、特別な原因がない難聴のことです。一般的に50歳頃から始まり、65歳を超えると急に増加すると言われます。その割合は、60歳前半は5～6人に1人、60代後半では3人に1人、75歳以上になると7割以上との報告もあるようです。

通常、高い音から聞こえにくくなります。少しずつ進行するため、自覚に乏しいことも多いようです。加齢性難聴の原因は、脳に音を伝える有毛細胞が、加齢に伴って障害されるため。いったん壊れた有毛細胞は再生することはないとされています。そのため、加齢性難聴は治りにくいと言われています。

## 病院での治療は？

加齢性難聴は、高い音が聞き取りにくくなる特徴があります。そこで聴力検査では、早期発見のため、日常ではほとんど使わない高音の８０００Hzの検査が行われます。

加齢性難聴には根本的な治療法はないとされており、補聴器を選ぶか、重度の場合は人工内耳を選択することもあります。

なお、聞こえがどんどん悪くなる場合は、遺伝性難聴（後天性。40歳前後で発症）という他の病気の可能性もあるようです。

## 鍼灸は適用？

早期に鍼灸治療を行うことで、健常化した例はあります。進行した加齢性難聴で、回復が困難な場合は「進行を防止する」ための治療を行います。

### ●加齢性難聴を健常化する治療法

当院で行っている集中治療をおすすめします。早期に集中して鍼灸治療を行うことで、回復することがあります。年齢に応じて刺激量を調整します。

### ●加齢性難聴の進行を防止する治療法

当院では、鍼灸治療、食事指導、運動指導の三位《さんみ》一体手法（アンチエイジング手法）で対応します。鍼灸治療は、基本的に月1回程度で継続します。並行して、毎日の自力ケアとして「アクアウォーキング療法」「腹づくり」を行っていただきます。難聴のみならず、体力の補強、他の病気の予防にもつながります。

**対策&自力ケア法**


・アクアウォーキング療法……62ページ
・腹づくり……107ページ

症例10

# ムンプス難聴（流行性耳下腺炎）

## どんな病気？

おたふくかぜのウィルス（ムンプスウィルス）に感染し、その合併症のひとつとして起こる難聴です。高度もしくは重度の難聴で、ほとんどがスケールアウト（失聴）になります。めまいを起こす場合もあります。

発症年齢は2～3歳が最も多く、次いで6～13歳、20代後半～40歳ぐらいまでの「子育て世代」の成人が多いようです。家庭内で子どもがムンプスに罹患《りかん》し、予防接種歴や罹患歴のない親が感染する可能性があるようです。

現在の日本ではワクチンの定期接種が中止されているため、復活を要望する声があります。

## 病院での治療は？

ステロイドなどの治療が行われていますが、完治例はないようです。片耳の難聴の場合は、言語の獲得や会話にはほとんど支障をきたさないため、聴覚補償（補聴器などで残存聴力を補うこと）を行うことはありません。両耳の難聴の場合は、言語聴覚士による指導が必要になります。人工内耳が適用される場合もあります。

## 鍼灸は適用？

鍼灸治療により改善することがあります。治療は3段階に分けて行います。まず、危険回避ができる（警笛や車のクラクションが聞こえる）１００dBレベルまでの回復を目指します。そして次は、１対１での会話ができる50dBまでの回復を目指します。実際に、中学生以上のお子さんや成人で回復された方がいます。最終の目標は完治レベルですが、ここまでの回復は未だありません。もう少し、というところまで回復した例はあります。今後、健常化することが念願です。

症例11

# 耳管開放症

## どんな病気？

本来は閉鎖するはずの耳管が開きっぱなしになった状態です。耳閉感や自声の響き、めまいなどの症状があります。首を下に向ける、体を横にするなどをすると一時的に症状が軽快することがあります。急激な体重減少、血液の循環障害、過剰なストレスが原因といわれています。

## 病院での治療は？

点鼻薬や血液循環を促進する薬などが処方されます。同時に、水分のこまめな摂取、適度な運動、必要な睡眠、仕事の疲れの対策などが指導されるようです。

改善されない場合は、耳管粘膜を意図的に腫脹《しゅちょう》させ閉鎖させる処置や手術で対応することがあります。

**鍼灸は適用?**

過剰なストレスなどによる耳管開放症には鍼灸治療が良く適応します。治療法は突発性難聴の治療法に準じます。それに並行して生活の指導も行います。

**対策&自力ケア法**

・V字筋ケア……56ページ
・アクアウォーキング療法……62ページ
・症状記録……138ページ

症例12

# ステロイド依存性感音難聴

## どんな病気？

ステロイドの投与に依存して聴力が変動するタイプの難聴です。ある日突然、難聴になり、病院でのステロイド処方で回復します。その後、ステロイドが中止になると難聴が再発し、再びステロイドを投与すると聴力が回復します。あるいは、ステロイドを減量すると聴力が低下し、ステロイドを増量するとまた聴力が回復します。原因は不明ですが、何らかの免疫異常が関係していると考えられています。

## 病院での治療は？

難聴に対してはステロイドの投与を行います。そして、聴力が改善したら、数日かけて少しずつ減薬し、維持量を決めます。状況によっては、ビタミンB12や循環改善剤を併用します。免疫抑制剤や漢方薬を併用したり、途中で中止することもあります。

**鍼灸は適用?**

鍼灸治療の最適応症です。過去には、医師からの紹介で来院された患者さんもいらっしゃいます。ポイントは、治療よりもむしろ再発予防です。「症状記録」などで仕事や生活を見直し、心身を良い状態に回復させることが大切です。

**対策&自力ケア法**

・アクアウォーキング療法……62ページ
・症状記録……138ページ

症例13

# 難聴の後遺症

## どんな病気?

聴力が回復した後も、耳鳴りや、耳閉感、音割れ、響き、めまいなどの症状が残っている状態です。病院では治ったと言われ、自分の症状の辛さを理解してもらえないため、不安が強まるようです。

## 病院での治療は?

病院では、難聴以外の症状に対する薬は、ほとんど処方されていません。かつては「ストミンA」が中心でしたが、「効き目が良くないから、処方しません」と医師に言われた患者さんもいらっしゃいます。病院によっては、精神安定剤、睡眠導入剤、抗不安剤が処方されたり、心療内科などを紹介されるケースがあるようです。

## 鍼灸は適用？

鍼灸治療の適応となります。当院では、難聴の健常化の後に再発予防の治療を数回行いますが、その間に後遺症の症状がほとんど消えています。それでも症状が残る場合は、自律神経と全身を調整する治療と自力ケアの指導を行います。

## 対策＆自力ケア法

・アクアウォーキング療法……62ページ
・症状記録……138ページ

# あとがき

前著『聞こえが戻る！　ハリで治す突発性難聴』（ナナ・コーポレート・コミュニケーション）をお読みいただいてから13年近くが経過しました。「治ったという実績こそが患者さんの励みになる」と考え、患者さんの不安を払拭し、こんなにたくさんの方が治っていますよ、とお伝えできるように治療の工夫に取り組んできた年月でした。

13年前は、突発性難聴等の健常化例は138例でした。しかし、2019年2月には2976例に達しました。変わったのは治癒の件数だけではありません。近年は発症後20年を経過して治療を始めても治った患者さんも出現しています。

患者さんにとっての本当の辛さは、耳鳴りや難聴、めまいそのものより、むしろ不安な気分である、ということもわかってきました。その「不安感」をいかに和らげるか、取り除くか、をずっと考えてきました。そして、不安解消のための方法を具体的に書きました。それが本書です。

「ピンチはチャンス」といいます。朝起きたら突然聞こえない、となれば、目の前が真っ暗になって当然です。でも、逆にこれを好機と捉えた人は、仕事をセーブし、水をたくさん飲んで1日に40分歩く「アクアウォーキング療法」に取り組んで、すっかり元気になられています。身体の不調が持ち込んだピンチは実は生活改善のチャンスだったのかもしれません。すっかり明るい表情になって毎日を楽しんでいる患者さんにお会いすると、私も元気をいただいたような気持ちになります。

ですから、耳鳴りや難聴やめまいでお困りの方、不安でいっぱいの方、あなたやあなたのご家族やご友人にも、治る可能性があることをお伝えしたいと思います。

また、この本の出版にあたり、株式会社河出書房新社、株式会社ＳｏｕＧｏのみなさん、一掌堂治療院の仲間たちに大変お世話になり、ありがとうございました。

## 藤井徳治（ふじい・とくじ）

「突発性難聴ハリ治療ネットワーク」代表。一掌堂治療院院長。鍼灸師。あんまマッサージ指圧師。上智大学経済学部卒業後、富士ゼロックス株式会社入社。営業部、本社企画部を経て、難聴により退社。1980年東京鍼灸柔整専門学校（現・東京医療専門学校）入学。卒業と同時に、東京都港区新橋に「一掌堂治療院」を開院。2003年「突発性難聴ハリ治療ネットワーク」を創設。2019年2月現在、突発性難聴をはじめとする難聴等の健常化は2976例にのぼる。「常に勉強中」をモットーに難聴等の鍼灸治療に意欲的に取り組んでいる。

- 一掌堂治療院HP　https://www.isshodo.com/
- 突発性難聴ハリ治療ネットワーク治療院リスト
  https://totsunan-hari.isshodo.com/shozaichi.html



**Special Thanks**

一掌堂治療院スタッフのみなさん（山内藍、杉浦真由美、小川愛、野尻怜奈、尾形早苗、向悠実、井原亜由美、川島香織、佐野小海、長橋由佳・敬称略）

**STAFF**

カバーデザイン／金井久幸（TwoThree）
本文デザイン／TwoThree
イラスト／横田千咲子（SouGo）
執筆協力／藤井康子事務所、島晶子（SouGo）
企画営業／鈴木登司男、及川大樹（SouGo）
企画・制作／島晶子（SouGo）

本書の内容に関するお問い合わせは、お手紙かメール（jitsuyou@kawade.co.jp）にて承ります。
恐縮ですが、お電話でのお問い合わせはご遠慮くださいますようお願いいたします。

---

**難聴・耳鳴り・めまいを改善！**
**耳は「首押し」で9割ラクになる！**

2019年4月20日　初版印刷
2019年4月30日　初版発行

著者　藤井徳治
発行者　小野寺優
発行所　株式会社河出書房新社
〒151-0051　東京都渋谷区千駄ヶ谷2-32-2
電話　03-3404-1201（営業）03-3404-8611（編集）
http://www.kawade.co.jp/

印刷・製本　三松堂株式会社

Printed in Japan
ISBN978-4-309-28728-7